远离恼人的多动症

一本有趣的亲子活动书

[美] 凯莉·米勒 著
周晞雯 译

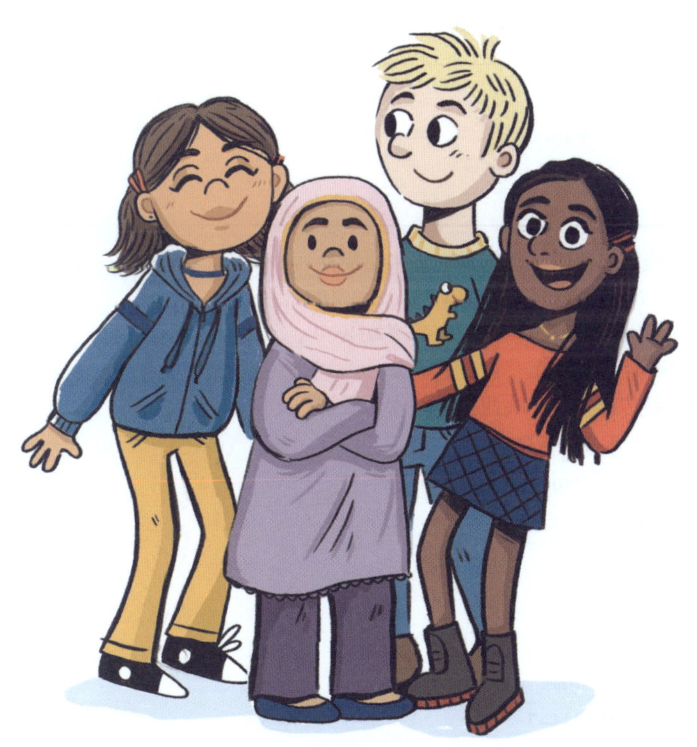

陕西新华出版传媒集团
陕西科学技术出版社
Shaanxi Science and Technology Press
西 安

著作权合同登记号：25-2020-130

图书在版编目（CIP）数据

远离恼人的多动症：一本有趣的亲子活动书 /（美）凯莉·米勒著；周晞雯译 . —西安：陕西科学技术出版社，2020.9

ISBN 978-7-5369-7844-7

Ⅰ . ①远… Ⅱ . ①凯… ②周…Ⅲ . ①儿童多动症—防治 Ⅳ . ① R748

中国版本图书馆 CIP 数据核字（2020）第 134734 号

YUANLI NAOREN DE DUODONGZHENG —— YIBEN YOUQU DE QINZI HUODONGSHU

远离恼人的多动症—— 一本有趣的亲子活动书

[美] 凯莉·米勒 著　　周晞雯 译

策　　划　付　琨
责任编辑　周晞雯　高　曼　潘晓洁
封面设计　曾　珂

出 版 者　陕西新华出版传媒集团　陕西科学技术出版社
西安市曲江新区登高路1388号陕西新华出版传媒产业大厦B座
电话（029）81205187　传真（029）81205155　邮编710061
http://www.snstp.com
发 行 者　陕西新华出版传媒集团　陕西科学技术出版社
电话（029）81205180　81206809
印　　刷　西安牵井印务有限公司
规　　格　787mm × 1092mm　12 开本
印　　张　11.5
字　　数　150 千字
版　　次　2020 年 9 月第 1 版
2020 年 9 月第 1 次印刷
书　　号　ISBN 978-7-5369-7844-7
定　　价　49.00 元

献给我最爱的“甜美小鸡”——雷米和伦敦

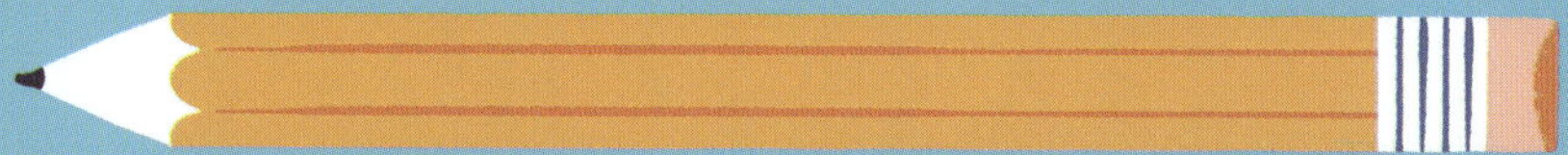

是你们激发了我创作这本书的灵感，是你们激励着我一天天地成为更好的母亲和更善良的人。雷米和伦敦，你们给予了这个世界很多。虽然你们生来就患有多动症，但这也让世界知道你们是多么地特别。我爱你们！

目录

介绍

家长篇

或许正在读这本书的你是一个多动症孩子的父母、亲戚、教育家、顾问、监护人或治疗师。非常开心你愿意更深入地了解多动症（ADHD）以及如何帮助你的孩子或客户，能积极面对多动症真是太棒了。你正在为你所关心的孩子做出巨大的改变。

我是凯莉·米勒，职业临床社会工作者，我的工作对象是患有多动症的儿童和他们的看护人。同时，我也是两名多动症儿童的母亲。没错！不是一个，而是两个患有多动症的孩子，所以我深知那些艰难、失望和心痛。我曾经因为愤怒坐在厨房的地板上大哭过，我也有崩溃的时候，两个孩子都被赶出了松饼屋（IHOP）。

我也曾质疑过——我问自己，为什么我的孩子不能像那些听话、安静的小男孩和小女孩一样安静地坐着？但当我开始了解并接受诊断结果伴随的“反常行为”时，我才明白了患有多动症的孩子是多么地特别，他们有着独特的天赋，他们的创造力、敏感性和幽默感无人能及，他们看待世界的方式非常独特。现在回想起来，我可以真诚地说多动症儿童是我最好的老师。

我的目标是使你们明白，多动症绝对不是一个“缺陷”，运用正确的方法可以让它变成有利的资本。在这本书里，我使用的是“优势为主法”，就是说我注重每个孩子的个人优势，从而让他们从中建立自信。也就是说，我注重的是你的孩子做对了什么，而不是做错了什么。从某种程度来说，患有多动症的孩子了解了他们的“缺陷”后，可能已经带着消极的个人观进入这个世界，而这种观点是不能帮助他们茁壮成长的。我们需要帮助他们振作起来，让他们知道如何在患有多动症的情况下还能充分享受生活。学习这些技能，特别是在年轻的时候，是非常有益的。

我知道家长和看护人的时间有限，孩子们的挫折承受力又低，因此，我尽可能地让这些活动轻松简单，这样他们就可以自己完成了。我也尽可能做到道具最少化但活动多样化。最重要的是，在本书中，我还收录了与自己孩子和病人的活动练习。一些活动是孩子自己看书就能做的，还有一些是孩子可以通过团队合作的方式，大家一起参与活动，以此来获得提高。最后你的孩子可能会觉得这些活动游戏非常容易，但有些也是充满挑战的。这都没关系，因为不是所有的活动都能让他们产生共鸣，毕竟他们的年纪和性格是有差异的。重要的是，你的孩子在做这些活动的时候会感到能量满满。因此你会发现，这本书里的各种活动，比如，从自我控制、组织完成任务的能力到交朋友（无论他们需要什么帮助），可以从多方面解决孩子的多动问题。

有时，孩子会需要你协助完成一个给定的任务。有时，你可能不明白为什么他们要站着写作业，或者把便签贴在你浴室的镜子上。有时，他们还会要求你们给他们家庭作业的奖励（见54页），这说明你的孩子可能希望你陪他们做活动练习，或者他们只想看书独处——这些发掘自我的行为都是非常自然的。重要的是，他们在阅读并朝着更成功的方向而努力。

请注意：这本书可作为您孩子的最佳治疗项目的辅助工具书。

介绍

孩子篇

你们好！欢迎你们！我是凯丽，是一名治疗师，曾为数十名患有多动症的儿童做治疗。我认为孩子们应该在做事的过程中享受一切，而不仅仅是在学校和生活中努力奋斗。因此，我创作了这本充满活动、猜谜、游戏和诀窍的书来帮助你们有条理地学习，进而成为最好的自己。

首先，我会让你们了解什么是多动症。我相信，你们已经听过不少遍这个词了，可能想知道它的真正含义。在英文中，ADHD是注意力缺陷多动障碍（Attention Deficit Hyperactivity Disorder）的缩写。我那患有多动症的8岁儿子雷米是这么描述多动症的——引起你在做某些事情时大脑的紊乱。他确实是说到点子上了。对于大脑的正常功能来说，多动症是一个疾病或难点，它以不同方式影响着人们。或许，你们比其他孩子更活跃、更焦虑或者更爱走神，很难坚持每晚做作业。但是我想告诉你们，你们能做别的孩子做的事，你们需要的只是更多的支持和方法，而这也将是我要给予你们的。

让我们想象一下，一个近视的孩子，在他没有戴眼镜时只能看清一点，然而一旦他戴上眼镜，就可以很轻松地看清东西。有了眼镜的支持对他来说就轻松多了，同样地，我希望在教育、技巧和趣味活动的支持下，你们可以学到聪明的方法来集中注意力，从而更“清楚”地控制多动症。

多动症是一种先天性疾病，这不是你的错，也不是你造成的。它与你的教养方式无关，也与缺乏规矩无关，更与你的饮食无关。你就是你自己，你是非常出色的！

你也不是独自奋战，世界上有数百万和你有着同样问题的人。他们中的许多人都成了成功人士，比如，世界最优秀的奥林匹克游泳选手之一迈克尔·菲尔普斯、美国体操运动员西蒙·拜尔斯、流行音乐家亚当·莱文，以及《改头换面（家庭版）》主演泰·潘宁顿都患有多动症。最后，再举一个例子，戴维·皮尔基——这个从小就患有多动症的男孩在学校总惹麻烦，于是他通过做发明以及画画来避免胡思乱想，最终创作出了《内裤队长》系列图书！

有成百上千的CEO（执行总裁，或者公司的老板）、教师、医生、消防员、工程师、艺术家、记者、心理治疗师都患有多动症，甚至有史以来被认为最聪明的人之一 ——阿尔伯特·爱因斯坦也患有多动症。但是，你也可以像其他没有多动症的孩子一样成功，拥有美好充实的生活。让我来帮你实现吧！

我们将一起探索并开启非常有趣的新技能，实际上，你甚至可能都感觉不到自己正在学习，但是，当你尝试了这些新技能之后，你就会时不时地用它来管理多动症。如果你能遵照书中的建议去做，你会感觉越来越好，会更了解自己且知道该如何帮助自己。我希望你们在学校和家里都能更自信，少些自卑和沮丧。

准备好了吗？让我们开始吧！

第一部分

多动症与我

在这个章节中，我们将深入探讨多动症的定义、分类及其影响。看到本章的分析后，你可能会忍不住点头赞成，或者会说“说的就是我啊！”“我就是这么做的！”等等；你可能会发现，你原来的那些行为和多动症是有密切联系的。也许你会觉得松了一口气，因为你终于真正地了解自己了。我希望你能够多了解自己：了解自己的优势以及可以改善的方面。但是要记住：没有人是十全十美的，每个人都有变优秀的潜力和空间。重要的是要勇于尝试，要愿意学习新技能。

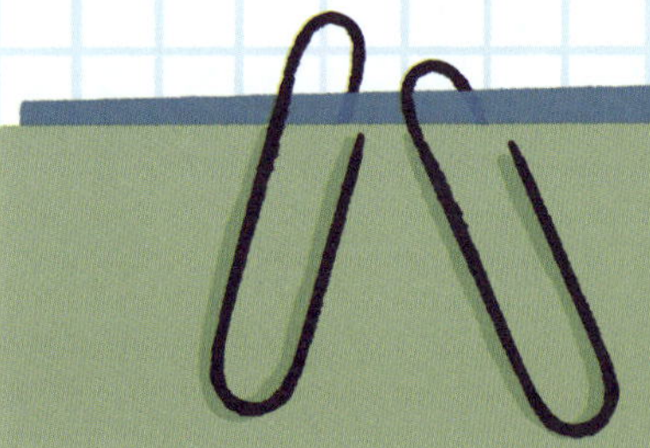

第一章

认识和理解我的多动症

其实很多人并不了解什么是多动症，我要告诉你它究竟是什么，这样你也可以告诉其他小朋友。我想再强调一遍，患上多动症并不是你的错，更不是你想要得的病。好消息就是，只要你再深入了解一点它，你就会明白它是怎么影响你的，你应该如何应对。

什么是多动症？

就像之前提到的，多动症是一种大脑疾病。我们的大脑极其复杂。你有没有听过有人开玩笑说：“又不是脑外科医生，你能弄明白？”这说明从事脑外科工作可不是一件容易的事儿。为什么呢？因为它有太多关于大脑及其功能的知识需要学习。既然学习脑部知识和掌握它是如何运转的需要花费数年时间，那么我们今天就只学习一点点关于它的专业知识吧，因为这也可以帮助你更好地了解自己（并使你在这个过程中变聪明）。

在我们的大脑前部有一种叫作前额叶皮质的东西，它是大脑组织、激发和管理情绪的区域，也被称为我们的执行功能区域。你的家里有领导吗？那么，执行功能区域就是你大脑的领导！然而对于多动症患者来说，他们的前额叶皮质或执行功能会有延迟。要知道你的脑力“领导”很聪明，它只是按照自己的步调行动而已！

这意味着什么呢？我来解释一下：坐过飞机吗？如果航班延误了，你还是可以到达目的地，但会比预期时间晚。多动症也是这样。你可以组织或管理你的情绪，但可能没有你想的那么快。有趣的是，当你有多动症时，你的大脑处理事情的速度可能会变慢，但是你的思维实际上会变快，这就是你思维加速的原因之一，它也会带给你很多好主意！

每个人的“不同”

很多人会觉得自己在某些方面和别人是不一样的。比如，一些孩子的爸爸妈妈离婚了，他们会觉得自己和其他小伙伴不一样。有些孩子戴牙套，有些孩子发育得很早、也有些发育得很晚，有些孩子的爸爸妈妈或者兄弟姐妹不在世了，有些孩子会有身体疾病如糖尿病，有些孩子会觉得自己的红头发与别人不一样，等等。尽量不要把多动症看作是多么可怕的病，它只会让你成为你自己，而你现在的样子已经很棒啦！

多动症的不同类型

你知道多动症可以分成三类吗？即原发性多动冲动型、注意力缺陷型和混合型。如果你被确诊为多动症，就应该是这三种类型中的一种。为什么确定自己是哪一种类型很重要呢？因为，如果你知道自己属于哪种类型，就能准确地认识到多动症会如何影响你和你的人生，也能了解到需要哪些技巧可以成功。稍后我们将更详细地讨论这三种类型。

医生可以帮助你了解自己患有哪一种类型的多动症，以及多动症对你的生活会产生多大的影响，是轻微的、些许的，还是很大的。或许你还不知道答案，但没关系，这需要医生或者你的爸爸妈妈来决定。

我喜欢把多动症的不同类型比作动物，你能将下列的类型联系起来么？

原发性多动冲动型多动症——精神亢奋的“蜂鸟”

这是儿童中最常见的多动症类型。这类儿童爱动，他们宁愿站着也不坐着，经常会坐立不安。老师会这样形容他们：“你的裤子里有蚂蚁吗？”他们爱说话，语速也很快，喜欢跑来跑去。他们的好奇心很强，总有很多话想说，爱打断别人，不假思索地说话，且很难控制自己。

原发性多动冲动型多动症儿童特征：

- 喜欢站着，不喜欢坐着
- 坐立不安
- 爱说话
- 语速快
- 好奇心强
- 爱打断别人
- 自控能力差
- 不假思索地说话

注意力缺陷型多动症——“漂流鸭”

注意力缺陷型多动症儿童不听指示，很难坚持做一件事，这些孩子会犯错误是因为，他们很难集中精力且有组织地完成活动和任务。他们经常会无意地弄丢外套或者作业之类的东西，就像《海底总动员》里多莉说的：“我的思想和我的脑袋分家了。”

注意力缺陷型多动症儿童特征：

- 不听指示
- 很难坚持做一件事
- 注意力不集中
- 缺乏条理性
- 爱丢东西
- 健忘

混合型多动症——“小羚羊”

混合型多动症的孩子通常非常聪明、反应迅速且极具创造力。但是在学校，他们可能会有忘记交作业的麻烦。他们会“神游”，经常从一件事跳跃到另一件事，他们会不停地动。混合型多动症的孩子是前两种多动症类型的综合，也就是说，他们会同时具有注意力缺陷型和原发性多动冲动型多动症的一些特征。

混合型多动症儿童特征：

- 喜欢站着不喜欢坐着
- 坐立不安
- 爱说话
- 语速快
- 好奇心强
- 爱打断别人
- 不假思索地说话
- 自控能力差
- 不听指示
- 很难坚持做一件事
- 注意力不集中
- 缺乏条理性
- 爱丢东西
- 健忘

哪些特征和你最类似？回顾一下刚刚的描述，然后圈出那些也许你能从中看到一点你自己的东西。这算是一个可以帮助你确定自己可能患有哪种类型多动症的有趣方法。

男孩多还是女孩多?

你认为患有多动症的男孩和女孩在数量上会有差异吗?如果你的答案是“没有”,那么你就答对了。虽然男孩在小的时候比女孩更容易被诊断出来,但是研究发现,在成年之后,女孩被诊断出来的概率更高,因此就达到了平衡。然而,无论你是男孩还是女孩,多动症在每个人身上的表现都是不同的。

药物治疗

有些孩子会服用心理医生开的药物来帮助他们克服多动症症状。本书中我不会涉及药物治疗建议,而是会采取行为研究法治疗多动症,就是说我们会重点关注对你的行为和行动有益的活动。行为研究法和药物治疗共同合作效果可能更好,但这取决于你的爸爸妈妈和医生是否能够找到最优组合方案。在这方面或许他们可以给你更多的信息,但是要知道,药物治疗不能完全治愈多动症,它只能帮助你减轻症状。

我的症状是什么？

你验过血吗？医生可以通过检测血液，得出你体内诸如胆固醇水平、铁水平等此类指标。这样的检测能力和水平确实很惊人。

但是，没有任何一种血液测试能检测出一个人是否患有多动症。所以多动症的诊断可以根据之前提到的那些多动症症状，如果症状达到一定数量，并且已经给你带来了麻烦，那么就可以确诊了。

测试一下你是否具有以下症状：

- ❑ 想要跑、跳以及长时间玩耍
- ❑ 很难静坐
- ❑ 发现自己有惊人的想象力
- ❑ 觉得自己应该变得更有条理性
- ❑ 无法认真专注完成家庭作业和课堂作业
- ❑ 有拖延症或者很难开始新事物
- ❑ 不会聆听
- ❑ 将注意力迅速地从一项活动转移到另一项活动
- ❑ 很多时候感觉压力很大或者不堪重负
- ❑ 能够长时间专注于自己感兴趣的事
- ❑ 容易沮丧、生气或心烦意乱，尤其是在遇到困难的时候
- ❑ 无法在课堂上大声说出答案

可能以上提到的症状你都有，或者有其中的一部分。没关系，这非常好，多了解自己是正确认识自我的第一步！

如何与别人谈论自己的多动症

如果你觉得自己很难向小伙伴或者大人们解释什么是多动症，可以直接对他们说：“我很难长时间集中注意力”和/或“我需要不停地活动”。

活动 2

多动症：真或假？

很高兴你将成为我的研究者，了解更多关于多动症的知识。这样你就可以成为一个领导者，将自己所学的知识教授给他人。就让我们从一个关于多动症的小猜谜游戏开始吧！判断以下陈述是真是假，答案很快揭晓！

阅读每句话后圈出真或假选项。

1. 多动症不是医学问题。**真/假**
2. 大多数多动症儿童成年后症状会消失。**真/假**
3. 严厉父母的孩子不会患多动症。**真/假**
4. 如果你吃太多糖会得多动症。**真/假**
5. 多动症是先天性疾病。**真/假**
6. 多动症的孩子不认真做事。**真/假**
7. 美国是唯一有多动症儿童的国家。**真/假**
8. 如果一个多动症患者对着你打喷嚏，你会被传染。**真/假**
9. 所有的多动症儿童都很亢奋。**真/假**
10. 多动症儿童是聪明的。**真/假**

答案：

1. 假。多动症是一种由医生或专业人士诊断出的医学病症。
2. 假。大约75%患有多动症的孩子在成年后也会有症状。
3. 假。多动症是生物性的，并且是自身DNA的一部分，它与你所处的外部环境如父母严厉或和蔼与否并无太大关系。
4. 假。糖或许会让人变亢奋，但不会让人患上多动症。
5. 真。多动症是一出生就有的症状。
6. 假。在他人看来，你可能是没有动力或者不想做事，然而多动症其实是一种大脑疾病，它会让你觉得事情很难完成。
7. 假。世界各国都有多动症儿童。
8. 假。多动症不具传染性，你不会把它传染给其他人。
9. 假。多动症有三种类型，其中一种与活跃程度无关。
10. 真。许多患有多动症的儿童都有着非凡的天赋。

多动症究竟意味着什么？

尽管我们知道ADHD（Attention Deficit Hyperactivity Disorder）代表着注意缺陷多动障碍，但这几个单词无法完全定义真正的你。现在，让我们用一个趣味活动来发现你的独特之处吧！看到ADHD你还能想到用什么词来形容自己呢？

例：Active（活跃）

Dreamer（梦想家）

Happy（快乐）

Dazzling（光彩夺目）

现在你也来试一试吧！

A --

D --

H --

D --

我不恐惧它！

当你听到多动症这个词的时候会不会害怕？或许你会发现它没有那么糟糕，你依旧是你。现在，画一些你在小时候觉得害怕但后来意识到其实并不可怕的事物。例如，10岁的阿丽亚娜5岁前很害怕牙医，之后她发现看牙并不疼，而现在她的妈妈告诉我，她很期待去看牙医啦。想一想，有哪些一开始会让你紧张，但之后你发现其实并没有那么可怕的事情？可以在下面的方框里把它们画出来或者写下来。

关注多动症积极的一面

你是否听过这样一句话："若生活给了你酸的柠檬，那就把它变成甜的柠檬汁吧。"也就是说，我们即使面对挑战，也要看到它积极的一面。在你的生活中，事情的好坏取决于你的态度。我希望你能以积极的方式来看待多动症。比如你很容易分心，就表示你可以同时做很多事情!

请根据下面的特质清单，思考如何将它们看待成自己的特长优势。可以参考我给出的范例哦!

如果你……	这可能意味着你……
分心	能够同时做许多事情
精力过旺	有雄心壮志、有进取心
敏感	有共情能力
固执/倔强	意志坚定、不轻易放弃
与他人不同	独一无二
爱说话	善于交际

你能想出属于自己的特质吗？如果你愿意，也可以请大人们帮你想一想哦。

如果你……	这可能意味着你……

你做到了！

我希望通过这一章的内容学习，你可以了解到更多关于多动症的知识。现在你也可以把它分享给你的小伙伴。像是：

- 是否患有多动症
- 一点关于大脑系统工作的知识
- 关于多动症的症状、误区以及事实
- 3种不同类型的多动症
- 多动症在你身上的表现以及如何将它转化成特长和优势

每个多动症孩子的表现方式都不尽相同，但是我希望你能看到自己有多特别，并且利用自身特质发挥出最大的优势。下一章，我们将了解更多关于自身的内心力量，以及可以做哪些事情来更好地控制多动症。

画画休息时间到啦！

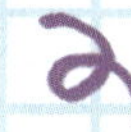
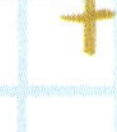

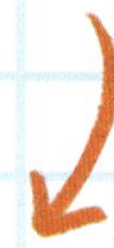

正在学习大量新技能的你或许觉得提高自己很有趣，但短时间学的太多也会疲惫。在下一章节活动开始前，花几分钟时间在这一页自由地画画或写字吧！

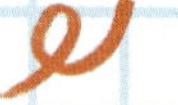

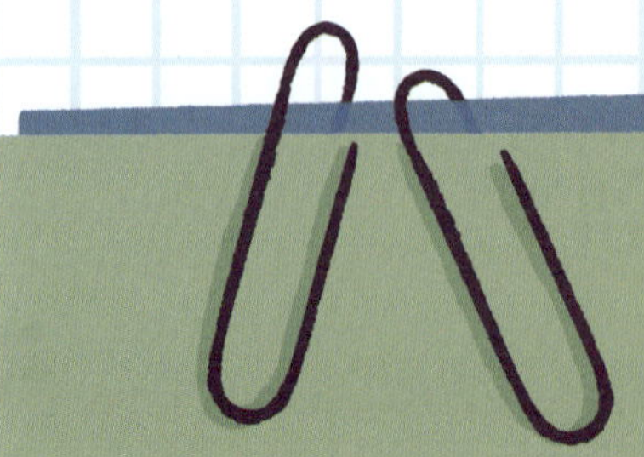

第二章

我的优点和缺点

说到超级英雄时，你会想到谁呢？蝙蝠侠，还是神奇女侠？其实每个超级英雄都有自己的独特之处，他们都有很棒的超能力——有些会飞，有些能用绳索穿梭于建筑之间。但是如果你仔细观察就会发现，他们都有不足之处。比如，蜘蛛侠有拯救处于危难之中的城市的超能力，但他在与家人交流方面有障碍；神奇女侠是位了不起的战士，但她无法面对失败。所以，就像有超级英雄存在于我们每个人身上一样，在本章中，我们将发掘你本身擅长的事，以及需要改进的地方。

第一步：发现自己的特长

让我们来谈谈你的强项，或者什么事是你觉得做起来既轻松又容易的。换句话说，优势就是你很擅长并且不需要费力做的事。每个人都有不同的优势。我的两个多动症患者：达希尔擅长玩乐高，和动物相处得很好，而且待人非常有礼貌；格蕾丝会体操，会安抚哭泣的小宝宝，也很擅长逗别人笑。你的特长是什么呢？

在下面的清单中，勾出你有的或者合适的特长。

- ❑ 我的点子多
- ❑ 我在艺术领域很有天赋
- ❑ 我对很多不同的事情都感兴趣，只做一件事就会觉得无聊
- ❑ 我会烹饪
- ❑ 我是一个了不起的“建筑师”
- ❑ 我很会跳舞
- ❑ 我能找出非常棒的电视节目和视频
- ❑ 我很会玩电子游戏
- ❑ 我会游泳
- ❑ 我喜欢跳跃和旋转
- ❑ 我擅长科学
- ❑ 我对人很友好
- ❑ 我有丰富的想象力
- ❑ 我能察觉出孩子什么时候不开心
- ❑ 我爱到处活动
- ❑ 我喜欢向别人表达自己的看法。
- ❑ 我擅长音乐
- ❑ 我很感性
- ❑ 我对自己感兴趣的事情充满热情
- ❑ 我的精力非常旺盛
- ❑ 我打字很快
- ❑ 我很会和动物相处
- ❑ 我很了解历史
- ❑ 我一直喜欢尝试新事物
- ❑ 我喜欢冒险

可以在下面的横线上写出你擅长的其他事（填写自己的想法）。

不论是否患有多动症，每个孩子的优势都不尽相同，表达喜怒哀乐的方式以及感兴趣的事物也不尽相同。没有两个人的优势和差异是完全相同的，这是很酷的哦。

第二步：发现自己需要改进的方面

有些事对你来说做起来很容易，但也有一些事可能很困难且更具挑战性。你看见一些小伙伴做的事，可能会感叹“他们怎么能做到”，或者会想“我希望我能比他做得更好”。没关系！要知道，每个人都有自己的优势以及需要改进的方面，毕竟人无完人。

哪些描述最贴切？

- ❑ 我很难集中注意力
- ❑ 我很容易感到无聊
- ❑ 我无法一直坐着
- ❑ 我比其他孩子更调皮
- ❑ 我很容易生气或沮丧
- ❑ 我很健忘，比如会忘记拿我的外套或者家庭作业
- ❑ 我无法专心致志地做家庭作业
- ❑ 我没法耐心排队，并且会让大家都很烦
- ❑ 我生气时，有时会大叫或打人
- ❑ 我不知道要与他人私人空间保持距离
- ❑ 我很容易哭
- ❑ 我有时会生自己的气
- ❑ 我觉得总有人在取笑我
- ❑ 我觉得自己完成一件事要比小伙伴困难得多
- ❑ 我很难交到朋友
- ❑ 我想在学校表现得更好
- ❑ 我想交朋友，并且成为一个更好的朋友
- ❑ 我想自我感觉好一些

你还能想出其他的描述吗？写出自己的想法吧。

真是棒极了！你对自己有了更多的了解，并且发现了自己真正擅长的事物，这感觉一定很不错吧！你还发现了自己的缺点并且想要做得更好。不管你相不相信，这也是进步哦——因为你现在清楚自己需要改进的地方。之后，我们可以通过不同的活动来帮助你面对挑战、学习新技能。当你克服了这些困难和挑战，将会在学校里表现更出色，结交更多朋友，并充满自信哦。

他人如何看待我？

很多时候，别人能发现我们自己无法看到的优点和潜力。这个练习将帮助你发掘自己身上的美好品质和独特天赋。

需要的人和物：

- 几个相对熟悉的长辈
- 几个相对熟悉的同龄人
- 一个记事本
- 一支笔

询问你喜欢的长辈（比如你的老师、父母或者阿姨），还有你喜欢的同龄人（比如你的同学、兄弟姐妹或者表亲）等等，去问问他们喜欢你的哪些优点，务必拿笔记下谁说过什么。来看看莱克斯（11岁）做的记录吧：

问过的人	我的优点描述
卡兹太太（四年级老师）	善良、有趣且富有创造力
菲奥娜（好朋友）	亲切、有趣且乐于助人
杰德（表哥）	有礼貌、亲切且充满正能量

把这个评价清单放到一个安全私密的地方，当你经历失落彷徨的时刻回头看看它，要知道，我们都会经历艰难的日子，有的时候我们需要自己为自己加油鼓气。这个清单会时刻提醒你想想他人对你的美好评价。运用正能量的思考方式吧！明天还是美好的一天。

创意自画像

根据上一活动收集到的评价为自己画一幅自画像吧。写下你最喜欢的评价，根据这个评价画自画像。如果你还未完成评价清单，那就画出可以体现你天赋或者爱好的自画像。比如，卡兹太太称赞莱克斯小朋友善良、有趣且富有创造力，因此莱克斯小朋友可以画一幅他正在发明时光机的自画像。

我的名字有什么含义？

我们在出生时就有了名字，那不是我们自己的选择，对吗？所以，现在让我们给自己的名字赋予力量吧！你能想出能够代表自己的形容词吗？请参照下面的例子（是11岁的阿比盖尔做的），用自己名字的首字母来做描述吧！

Adventurous（爱冒险）

Brave（勇敢）

Independent（独立）

Gentle（温柔）

Affectionate（深情的）

Imaginative（有创造力）

Loving（富有爱心）

在这里创建你的名字：

我们都是独一无二的

除了双胞胎，我们长得都不一样，这就是我们外貌的差异性。我们可能会有卷发、直发或波浪发，有蓝色、棕色、绿色或淡褐色的眼睛，甚至还会有一只蓝色眼睛和一只棕色眼睛。如同我们身体的不同一样，我们也有不同的情绪。这意味着有些人可能更外向、有趣、活跃，而有些人更安静。这都是我们，而这无关对错。

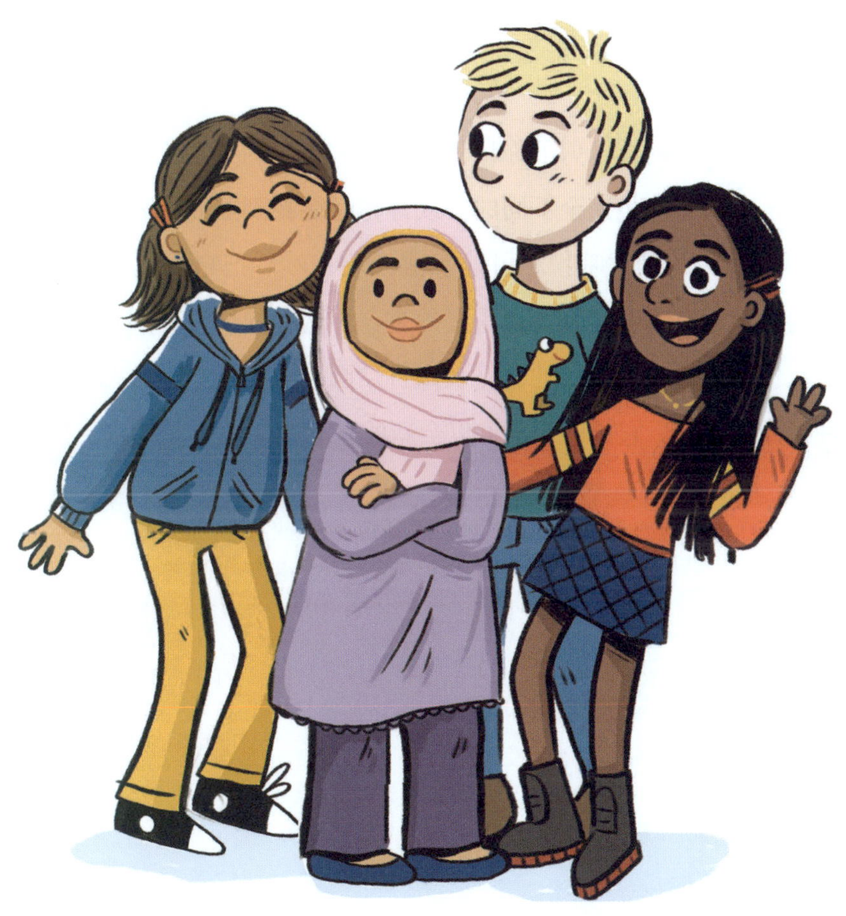

“我”的拼贴画

现在你已经对自己有了更深入的了解，请把这些独特的品质拼贴成一幅画，那样你就能看到一幅整体的图画——你独一无二的内在和外在品质！你会如何描绘自己呢？

需要的材料：

- 2～3本杂志
- 剪刀
- 胶带和胶水
- 大张纸或海报板

浏览你筛选的杂志内容，剪下你认为能够代表自己的文字或图片。它们可能是在你个性清单里有的，也有可能是完全不同的。或许你还能找到更能代表和描述你的词语。玩得开心，也记得发挥你的创意哦！尽可能多剪一点，然后把它们贴在大张纸上。放轻松点哦，拼贴的内容可没有对错之分。最重要的是，你选择的词语和图片代表的是你喜欢的艺术表现方式。你也可以按照自己的喜好装饰拼贴画，添加一些个性贴纸或有趣的工艺品。这也是一种很棒的方式，它可以帮助你以全新的、有趣的角度看待自己！

精彩盒子

我希望通过这个活动让你明白，你很优秀且与众不同。我们把所有这些优秀特质放在一个纪念箱中，将它保存起来，以提醒自己拥有的那些独一无二的优秀特质。

需要的材料：

- 一个鞋盒（或更小的盒子）
- 胶带或胶水
- 剪刀

现在请总结之前完成的活动内容，完成下面的练习。

我最喜欢自己的优点是：

我最喜欢自己的性格特质是：

我很擅长：

人们经常这样夸奖我：

我很棒，因为：

请把这些句子写在笔记本上，再用胶带或者胶水把它粘贴在盒子两侧。你也可以先装饰一下盒子，比如用漂亮的纸包装一下。最后，放一些让你增强自信以感觉良好的物品。比如一张你正在做好事且为之骄傲的照片，一张成绩单，一张空手道证书——任何能够提醒你“你是最棒的”的物品都可以哦。

活动 6

从失败到成功

很多人在失败时会感到沮丧、失望、有挫败感、愤怒或者受伤。存在这样的情绪是正常的，特别是当你真的很努力做某件事时。但我想让你明白“失败是成功的基石”的道理。是什么意思呢？举个例子，假设你参加空手道黑带考试没有通过。这时，我们可以把失败看作是能让自己变得更强大的先导和基础。这样你会更加坚定下一次通过考试的决心，并且会想出更多的方法来实现它。如何做呢？你可以更努力地练习，向老师咨询如何改进，观看正确姿势示范视频，看看其他黑带等级的人是怎么做到的，等等。

你能分享一个自己曾经做某件事失败过，但最终取得成功的经历吗？请将它写在下面的横线上。

失败后成功逆袭的名人事例：连线游戏

如果你需要被激励，我可以和你分享一些失败后成功逆袭的名人事例。我想告诉你，就像这些名人一样，只要你肯努力、保持耐心并且坚持不懈，就可以成就任何事情！

用线将下面的名人与匹配的真实故事连接在一起。

阿尔伯特·爱因斯坦	编辑觉得他“缺乏想象力，没有好点子”，所以被公司解雇。而现在他是吉尼斯纪录的保持者。（没有好点子？他可是迪士尼乐园的创始者！）
斯蒂芬·斯皮尔伯格	在巴尔的摩的第一份电子节目主持人的工作中，她因为“在讲述自己经历时过于情绪化”而被解雇。后来，她成为有史以来最大的脱口秀主持人之一。
沃特·迪士尼	考电影学院多次落榜。但之后，他获得了三次奥斯卡奖，他的几十部电影，包括《大白鲨》《外星人》和《侏罗纪公园》，票房均超过90亿美元。
托马斯·爱迪生	她未能入选1968年美国奥运会花样滑冰队，而如今，她是时尚界的顶级设计师之一 。
弗雷德·阿斯泰尔	他的老师说：“你太蠢了，什么都学不会！”而现在他已经拥有了1000多项专利，包括多项改变世界的发明，像电灯泡和电影摄像机，等等。（谢天谢地，这位发明家没有受到老师的影响，不然的话我们现在晚上还一片漆黑呢。）
王薇薇	小的时候他不会用“正常”的方式与人交流和学习，而正是这位科学先驱获得了诺贝尔物理学奖。
西奥多·苏斯·盖塞尔或“苏斯博士”	在他的第一次试镜结果中，面试官是这么评价的：“不会唱歌，不会表演，会一点点舞蹈，有点儿谢顶。”但后来，他成了好莱坞和百老汇的传奇人物。
奥普拉·温弗瑞	他的第一本书曾被27家不同的出版商退稿。而现在，他的作品已经销售6亿多册。（如果没有《格林奇偷了圣诞节》和《戴帽子的猫》，我们的世界将会多么普通！）

建立自尊心

自尊意味着对自己有信心。你是否具备较强的自尊心？你会质疑自己和自己的能力吗？我们都想要自信，但实现它的方式可能会出乎大家的意料。建立自信或自尊心的最好方式就是关心他人，这也被称为“随机的善意行为”。不管你如何称呼它，它就是代表着一种友好的行为——对人微笑、赞美他人或者帮助他人，做一些会让别人感觉温暖的事。你可以运用下面的简单方法来向人施展善意和爱心，从而建立自尊心。

- 教一个比你更小的小伙伴做你会的事
- 给宠物喂食
- 帮助父母收拾桌子
- 向公交车司机或老师问好
- 称赞同学的技艺
- 帮小伙伴找东西
- 在说“请”和“谢谢”时目光正视对方
- 主动做家务
- 如果有人看起来不开心，问他们是否需要一个拥抱

你还能想到更多的爱心举动吗？

你做到了！

现在，你对自己的了解有多少？在本章中，你最喜欢哪个活动？我希望你发现了更多你擅长的以及可以做的事，我也希望你能看到那些非常有名的人在成功之前是如何面对失败的。我们庆幸他们坚持下来而没有放弃！你能想象如果没有他们的贡献，这个世界会有多么平凡吗？希望这些故事会激励你永不放弃梦想！

我喜欢“总有改进的空间！”这句话。因为无论是谁，我们总是能够提高自己。事实上，你做的这些活动表明你很有勇气，想要做得更好。这是一个良好的开端！

第二部分

多动症无法掌控我

你知道什么是自律吗？自律就是自我约束，是在某些时刻了解身体感官需要什么，从而使自己能够保持冷静。比如，你可能会因为要陪哥哥看一部并不感兴趣的电影而感到非常沮丧，如果你的自律能力较差，你可能会发脾气甚至乱喊乱叫。但如果你的自律能力较好，或许也会生气，但你会深呼吸使自己冷静。

自律可以协助你应对糟糕的周围环境，比如，当你对嘈杂拥挤的人群感到不适时，你可以戴上耳机来隔绝外部噪声。在本书的第二部分，我将带大家了解更多提高自律能力的技能，让你轻松击败多动症。

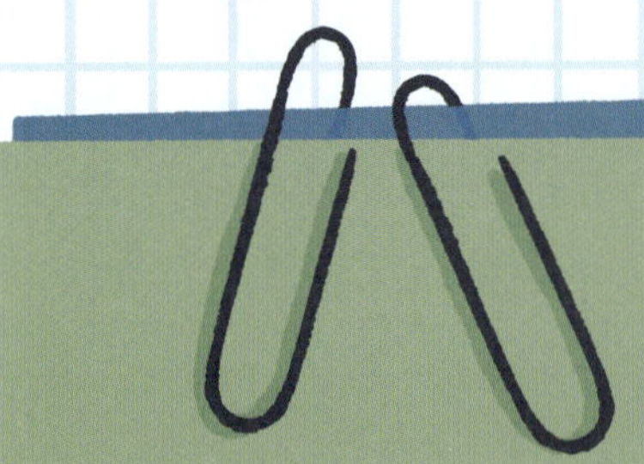

第三章

管理情绪：关于控制愤怒、沮丧、冲动的方法

有些时候，你会感觉自己的情绪被放大，甚至感觉被吞噬。你曾经有感到大怒或者沮丧吗？在接下来的第一课中，我要让你明白情绪如天气一样会来会走，所以就算你感到失落或者沮丧也请记住，它不会永远跟随你。

现在，你也可以带着强烈的情绪开始这一课，你会知道当它们存在时你该如何应对。在这一章中，我们将讨论情绪管理的方法，让你提高自律能力。

追踪坏情绪的“触发点”

曾经是否有人告诉过你，他们无法忍受指甲划过黑板的声音。这就是他们的某种特定感官神经被“触发”了，使他们感到不适。每个人都有讨厌和烦躁的事物，我相信你也不例外。关键就是要找到并了解这些“触发点”，以至于当它们出现时能够有效隔离和预防。即便我们无法阻止每一次沮丧情绪的产生，也可以对它有更深入的了解。

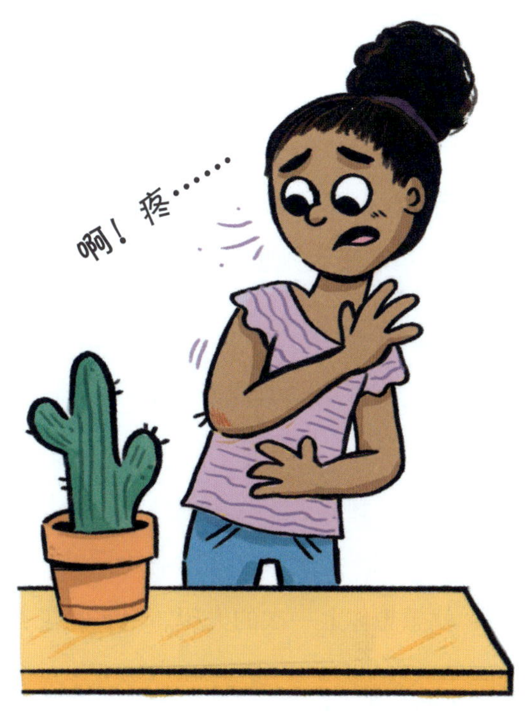

我们来看看萨曼莎的例子：萨曼莎是一个热爱游泳和绘画的10岁女孩，和别的孩子一样，她也会生气。最近她正在为家人的事情烦躁不已，因为：

触发点1：她的妹妹总是长时间占着厕所不出来。

触发点2：她的妈妈接她放学总迟到，等待时间太无聊。

触发点3：她不会做家庭作业。

拿天气来说就是，雨前的乌云密布；拿情绪来说就是，发怒前的焦虑不安。如果你知道是什么触发了你的怒气，像天气一样，你就可以未雨绸缪。这里有一些解决方法可以让萨曼莎隔离这些“触发点”，进而消除怒火。

触发点1：她的妹妹总是长时间占着厕所不出来。

方法1：在萨曼莎妈妈的许可下，在浴室内安装计时器，这样萨曼莎和妹妹可以公平分配使用时间。如果这个方法不可行，萨曼莎可以在晚上洗澡，这样早上就不会觉得时间紧了。

触发点2：她的妈妈接她放学总迟到，等待时间太无聊。

方法2：如果妈妈迟到，萨曼莎可以利用这段时间读最喜欢的书或杂志。她也可以利用这段时间做家庭作业，这样晚上就可以少写一点。

触发点3：她不会做家庭作业。

方法3：如果萨曼莎已经绞尽脑汁却仍有不会做的题，可以寻求帮助或者休息放松一下。她也可以请老师补课或者让父母为她雇家教。

从萨曼莎的故事可以看出，情绪有“触发点”，也有解决方法。当然，这些方法也不是每次都管用，但萨曼莎可以不断想出新点子来帮助自己，或者向自己信赖的成年人求助。

现在轮到你了，我要你找出你情绪的“触发点”。什么会让你愤怒、悲伤或者沮丧，把它写下来。请记住，这没有所谓的对错，我需要你表达最真实的感受。如果实在想不出来，就想想你上一次的失望、沮丧是怎么开始的？

1. --

2. --

3. --

现在来为这些情绪“触发点”找一找解决方法吧，尽你所能地开动脑筋。如果你愿意，可以把解决方法写在下面：

1. --

2. --

3. --

情绪就像天气

如果你知道暴风雪、飓风或者龙卷风即将到来，你会有所准备，对吧？你的家人可能会准备水、食物放在家里，会确保手电筒有电，你可能也不会写家庭作业，更不会去学校上课。同样地，你也可以为你的坏情绪提前做准备，那样当它们真的到来时你就知道该怎么做了。

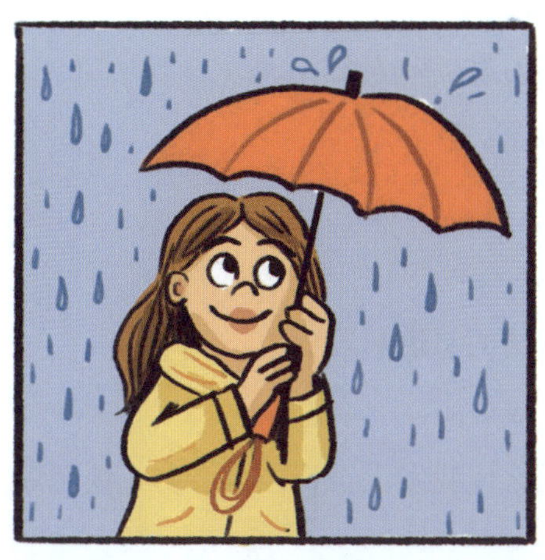
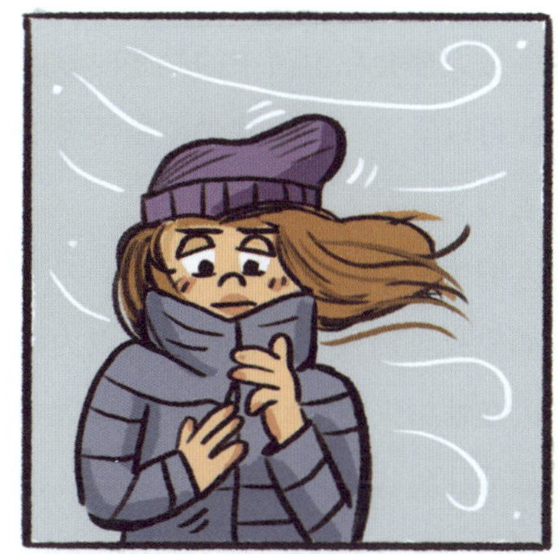
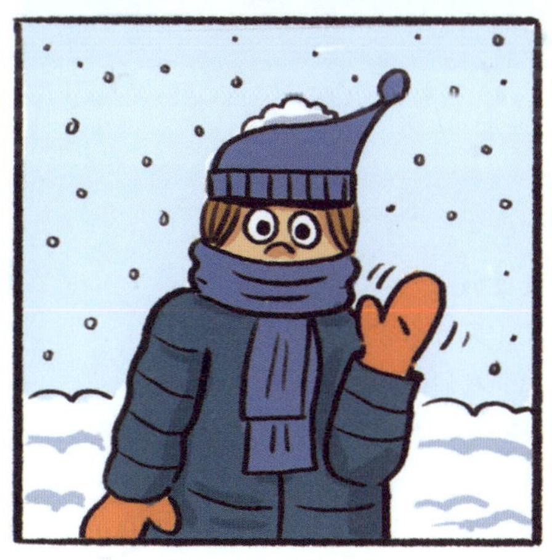
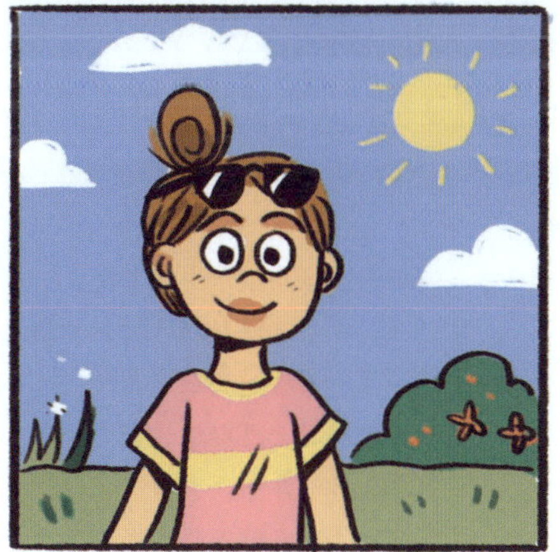

活动 2

愤怒：真与假？

愤怒会让人混乱。我们都会生气，但我们一直被灌输的是“生气是错误的行为”的观念。其实产生愤怒的情绪并没有错，错的是因愤怒做出不当甚至过激的行为。明白了吗？我想说的是，感到愤怒没关系，但是如果迁怒到他人甚至伤害他人就是错误的。我们谁也不想因为愤怒妨碍交朋友甚至失去朋友。

让我们来做做下面这些关于判断愤怒的是非题吧。

请在下题中圈出对与错。

1. 多数人都会在生活中的某些时刻感到愤怒。√ / ×
2. 我可以学习一些方法来控制愤怒的爆发。√ / ×
3. 老师从不发火。√ / ×
4. 人们生气时总会大喊。√ / ×
5. 如果我对别人发火了，我可以为我做错的事道歉。√ / ×
6. 人在情绪失控的状态下会大喊大叫。√ / ×
7. 如果让我找出之前愤怒的诱因（即什么使我发火），或许会防止愤怒爆发。√ / ×
8. 只有声音大的人会发火。√ / ×
9. 没有人可以生气。√ / ×
10. 生气是一种正常甚至健康的情绪表现。√ / ×

答案：

1. √. 我没听说过谁在生活中从不发火，你听说过吗？
2. √. 学习一些方法可以帮助你控制愤怒的爆发，因为你有技巧可以使用。
3. ×. 老师如果看到这一项应该会大笑吧。他们和我们一样也会生气。
4. ×. 当感到愤怒时，可以选择自己一个人冷静一下、大哭或者做一些别的事情。
5. √. 道歉是良好的开端，有利于缓解当下的状况。
6. √. 通常情况下，大喊大叫是你已经失去理智的表现，你可能已经失去了寻找愤怒诱因的机会。
7. √. 如果你能找出愤怒的原因，或许能避免它。
8. ×. 无论是安静的人还是吵闹的人都会生气，事实上任何性格的人都会生气。
9. ×. 我们无法控制自己的感受，但是我们可以控制自己的行为。
10. √. 愤怒是正常的情绪表现，就像悲伤、开心、迷茫等我们拥有的其他情绪一样。人类都有七情六欲，只要我们懂得如何管理，就是健康的。

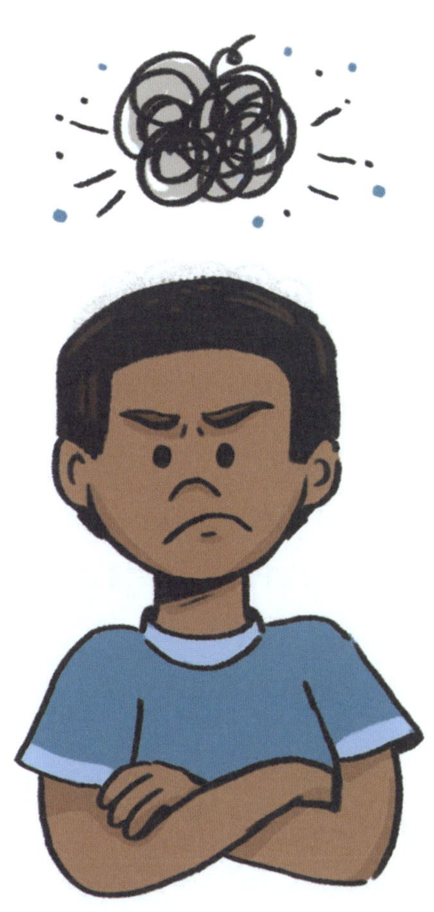

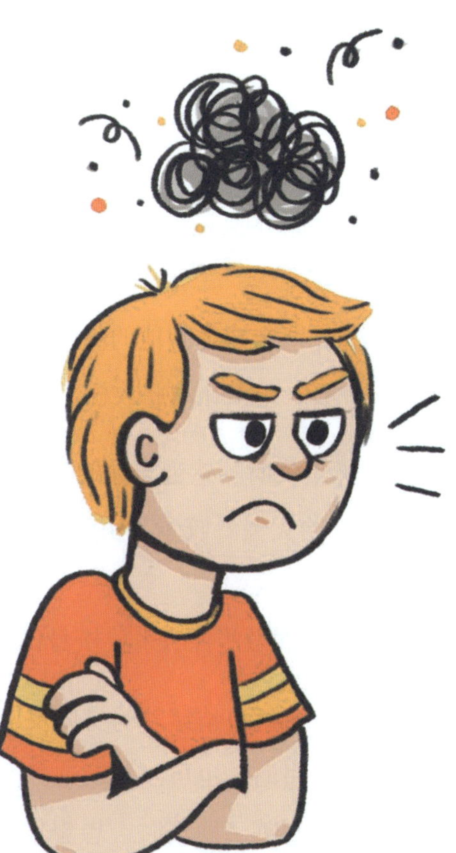

保持冷静的方法

我们无法得知愤怒情绪什么时候会突然爆发，那么准备几个“控制愤怒小贴士”就显得非常重要了：

深呼吸：做几次大口、缓慢的呼吸能使你的身体恢复放松状态。

调整：放低你的肩膀，松开你的拳头，放松你的面部肌肉，这有助于将愤怒情绪从你的身体中释放出来（见第36页“抓住情绪的‘尾巴’”）。

走开：离开是缓解紧张情况的好方法。出去散散步，整理一下思绪。

抓住情绪的“尾巴”

马克斯喜欢打电动游戏，但是当游戏输了的时候他就会非常生气，然后会向父母发火、扔东西，因为他不想输，只想一直赢。

一个让你冷静下来的有效方式是，当你有生气这样的强烈情绪时，可以关注身体的反应。

或许，马克斯会感觉到他的脸部发热，脖子变紧，呼吸急促，就像刚刚快跑完一样。他可以先深呼吸，尝试让肩膀放松，然后慢慢平静下来。

1. 想想你生气时的感受，你的身体会有什么反应？握紧拳头？像刚跑完步一样呼吸急促？开始大哭？咬紧牙关还是挺起肩膀？请在下面的图片中圈出你会愤怒的身体部位。
2. 再想想你能做些什么来放松身体的每个“生气”部位，并将内容写在旁边。

如果我们能了解有情绪时的身体反应，就知道如何更有效地控制它。

当你感到难过时，也可以试试这种方法，感觉一下身体的反应是否和愤怒时的不同。

下次感到愤怒或者悲伤时，想想你的身体会有怎样的反应。重要的是，要知道当我们让身体平静下来时，我们做的选择会更理智。

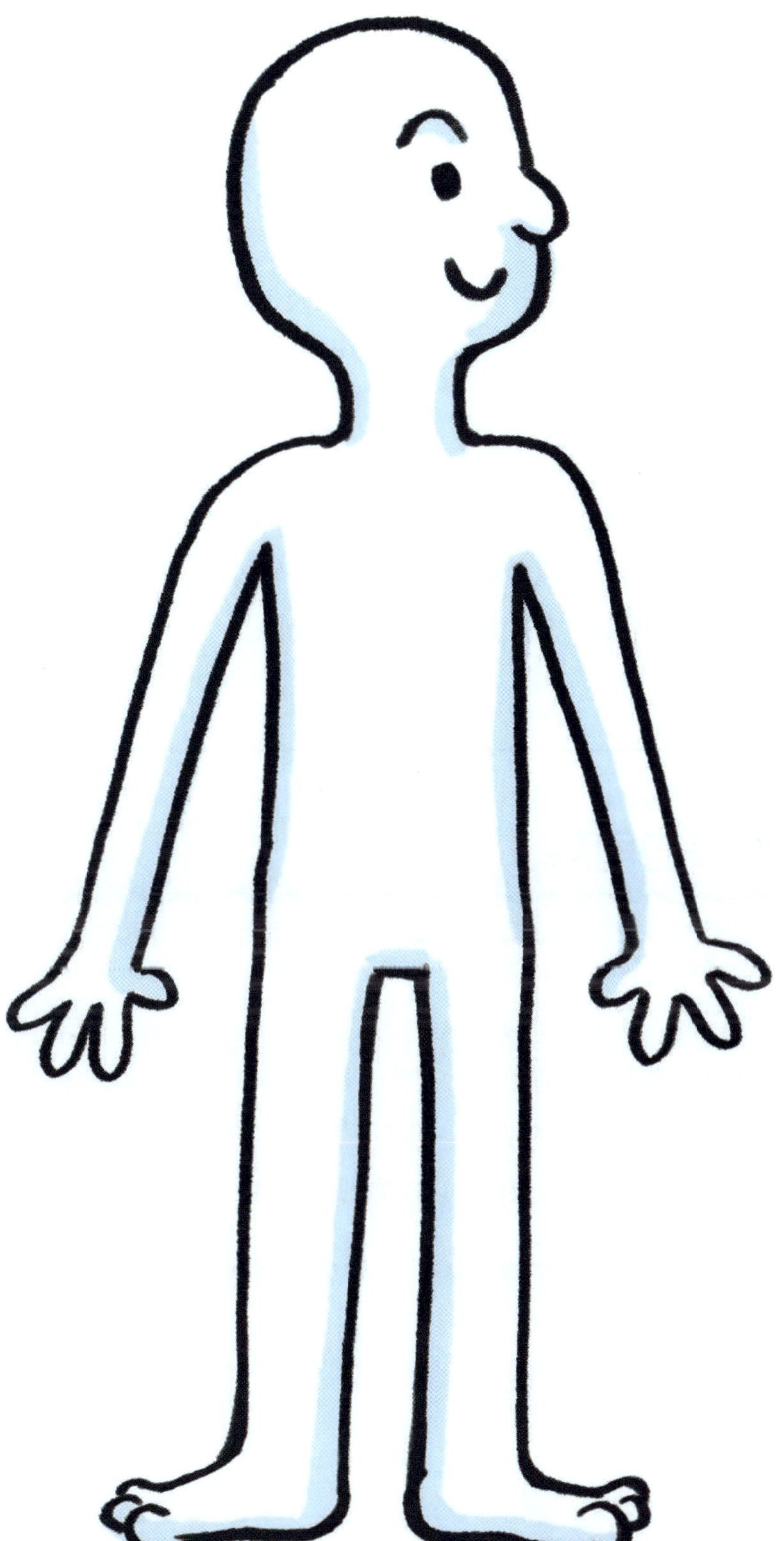

“电梯”式呼吸法

你是否曾感到大脑飞速运转，它仿佛有自己的思想，而你无法控制它？

我的朋友告诉我，思想是随呼吸而动的。这是什么意思呢？就是当我们放慢呼吸时，我们的思想也会随之慢下来。这有多酷呢？我将教你一个非常奇妙的练习方法——“电梯”式呼吸法。你可以在感觉愤怒、紧张、沮丧以及任何你想要冷静的时候使用它哦。

你需要：

- 一只玩具宠物或者其他轻的物体

首先，平躺在床上或地板上，把你的玩具宠物或其他较轻的物体放在肚脐上，然后深吸一口气，再吐气。你会发现你的动物会像电梯一样随你上下移动，就这样重复3次。这种方法简单有效，下次你想冷静下来的时候就这样做吧。

找个安静的角落

你是否曾希望自己可以远离这一切？现在就去做吧！在家中打造一个属于自己的安静区域。其实一个角落或者一个小空间，任何能让你感到放松的地方都可以。你可以在那里放置毛毯、枕头、玩具宠物、音乐播放器、书籍或者你最爱的小饰物。如果有趣味帐篷，也可以使用哦。让它作为你在不知所措、心烦意乱、伤心沮丧等任何时候都可以疗愈的地方。

从“我”说起法

心烦的时候会感觉没人能理解自己。现在，我教大家一种在烦躁的时候也能和人沟通的好方法，它能让你在烦躁的时候也可以和他人冷静地沟通，即从“我”说起法。这是一种让你更注重自己的内心感受，而不是关注令你难过的人或事的方法。

这里分享德克斯特的一个经历。德克斯特的朋友席德妮想借他的任天堂游戏机玩几天，这对德克斯特来说可真不是小事儿，因为他几乎天天都要玩。然而他知道席德妮也喜欢，他也想让她有机会玩一下，于是他答应把游戏机借给席德妮玩3天。德克斯特迫切地想把它拿回来。到了第3天，席德妮找到他说游戏机暂时无法归还，她的弟弟将3个硬币塞进了游戏机里，因为她弟弟以为这是要投币的游戏机，现在游戏机不能工作了。德克斯特非常抓狂，他很想吼席德妮一顿：“你怎么能让这种事发生！”他生气的是，他把游戏机借给席德妮就是想表现友好。

但是，他没有朝席德妮发火，而是用了从“我”说起的方法：“我很难过，我的游戏机坏了。”

可以看得出，德克斯特把关注点放到了自己的内心感受，而不是去责怪席德妮或者问题上。这样，德克斯特既表达了自己的愤怒和失望，也不会伤害到席德妮。

尝试用从“我”说起法造句。心烦的时候可以尝试哦。

我感觉 ---------------------- 当我 --。

我生气，因为 --。

我不开心，因为 --。

“柔性”思维法

有人喜欢玩橡皮泥吗？那是我小时候最喜欢玩的东西。你可以把它捏成任何形状，比如我可以把刚捏好的小人改成毛毛虫，只需要用泥子把它弄平，再卷一下，一条毛毛虫就做好啦！

在这个活动中，我想让你把自己的大脑想象成橡皮泥，让它可以“柔软”一些。没错！就是这样！通常我们会刚性思维，举个例子，在课间休息时，我们想和朋友玩的游戏朋友不感兴趣，他们想玩别的，这时我们好像很难让朋友去玩他们想玩的，对吗？所以说，他人突然想要改变我们已有的想法是很困难的。

现在，我来尝试让你们学会“柔性”思维。先来看看这个例子：露比很想玩躲避球，但斯黛拉只想打篮球。通常这时斯黛拉会说“不！我不想玩躲避球，我只想打篮球”之类的话，而露比会因此难过，进而再也不想去斯黛拉家玩儿了。但是，斯黛拉决定运用“柔性”思维，她是这么说的：“露比，我们可以先打5分钟的篮球，然后再玩5分钟的躲避球。”露比同意了。“柔性”思维法拯救了这一天！

在下一页的图片中，小朋友需要做出选择。“柔性”思维和妥协哪一种是最理想的思维方式，以及如何在自己的人际关系中运用“柔性”思维？

快速思考

我们在当下很难决定该怎么做。或许在下一次，当你和上述小伙伴一样没有得到想要的时，可以好好地想一下：我如何才能让两个人都感到快乐？有没有一种方案可以让双方都能得到想要的结果？

请看下面的图片，思考图中的小朋友应该如何将他（她）的思维变得更灵活。

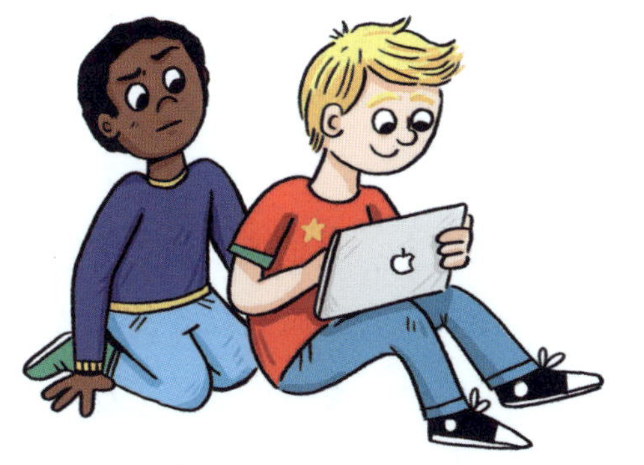

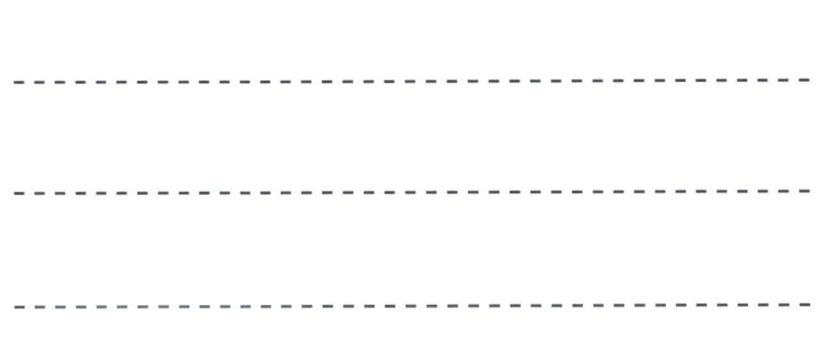

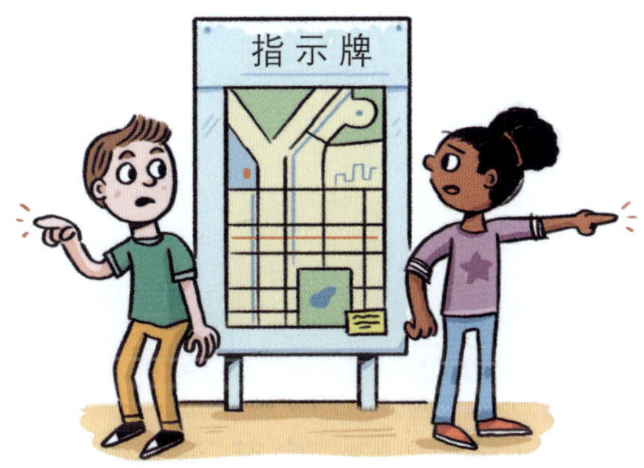

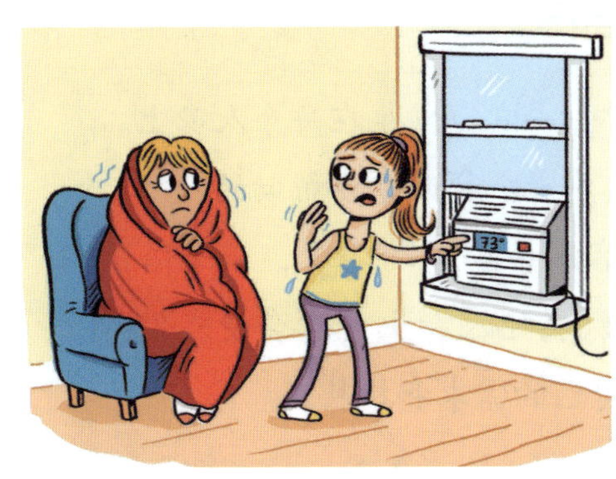

活动 7

共情能力测验

做共情能力测验，是帮助你理解他人感受和更好地认识自身情感的最佳方案之一。过程很简单：想象一下他人可能有的感受，也可称之为换位思考。这种方式可以帮助你与小伙伴更和谐地相处，使我们更有爱心（这是一件很好的事情，而且它可以让你变得更有自信）。

比如，如果你的妈妈因为你不洗盘子而生气，换位思考一下，想想她的感受，她可能对你很失望，因为她已经提醒你很多次让你洗盘子，可你还是没有去做。或者，如果你的朋友因为你和别人一起吃午饭而不开心，想想他的感受。或许他会觉得你选择了另一个朋友而不是他，他只能自己吃饭，这对他来说就是一种伤害。接下来，我们做几个共情能力测验，想想你的答案并把它们写下来。

1. 你得到了你朋友想要的角色。
   共情能力测验：你认为朋友会怎么想？

----

2. 你说好下午3点到朋友家，结果4点15分才到。
   共情能力测验：你认为朋友会怎么想？

帮助别人就是帮助自己

我们都会有自我感觉糟糕的时刻，这很正常——它会发生在每个人身上。当你有悲伤、愤怒等不开心情绪的时候，去做志愿者或帮助需要帮助的人吧，这样可以振作精神哦。比如，你可以去动物收容所给小动物喂食，或者给流浪汉分发食物。志愿活动可以让我们将关注点放在他人身上，它会使我们拥有美好的感觉，也会让我们了解到每个人都有自己的需求和挣扎。

3. **爸爸妈妈让你叠衣服，你却忘记了。**
   共情能力测验：你认为他们会怎么想？

4. **你没经过姐姐的允许就拿走了她的玩具。**
   共情能力测验：你认为姐姐会怎么想？

5. **老师微笑着向你说早安，你没理。**
   共情能力测验：你认为老师会怎么想？

日志

在日记中写文章或者画画是一个可以让人平静下来的好办法。你可以将你为什么不开心的感受用文字记录下来，或者可以把事情的经过以及它带给你怎样的感受画出来。要知道，用笔在纸上抒发情绪真的可以让人平静下来哦，它会让你感觉到像是在和一个信任的朋友分享一样。当你把情绪都写出来后，会感觉很轻松。如果担心其他人会看你的日记，你可以买带锁的日记本。但我相信，大多数的父母都会尊重孩子的隐私！

你做到了！

学习了这么多方法，现在我们知道：

- 有情绪并不是什么丢脸的事情，它是属于我们身体健康、正常的一部分
- 每个人都能感受到愤怒、悲伤、快乐、挫折、困惑等情绪
- 当你与你的感受以及身体的反应相一致时，你就能意识到正在发生的事情，这样可以阻止情绪爆发，并能更好地控制情绪
- 尝试去阻止和避免那些让你心烦的“触发点”
- 即使生气的情绪是稀松平常的状态，你还是可以学习新的方法和行为来应对
- 现在，不管情绪反映在胃部、颈部、手臂还是头部，你都知道如何应对这些你强烈感受到的信号，并且会关注它
- 当你想让身体平静下来时，“电梯”式呼吸法是一项很好的练习
- 运用从“我”说起法做良性沟通
- 如果你使用“柔性”思维法，小伙伴会更愿意和你在一起哦，相对的，他们也会和你一样运用“柔性”思维

你的大脑就像一个充满了好点子的工具箱一样，这些活动都是可以帮助你提高专注力并取得成功的工具。现在它都在你的脑子里了哦！

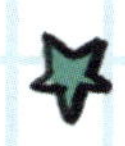

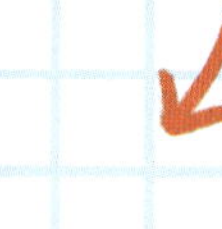

画画休息时间到了哦！

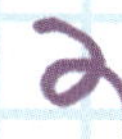

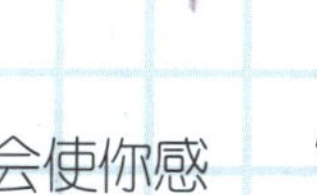

尽管学习如何帮助自己很有趣，但学习大量的新技能会使你感觉一下子吸收了太多。所以，在开启下一个活动前，花几分钟时间在这一页随心所欲地画画和写字吧！

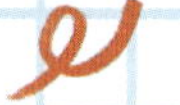

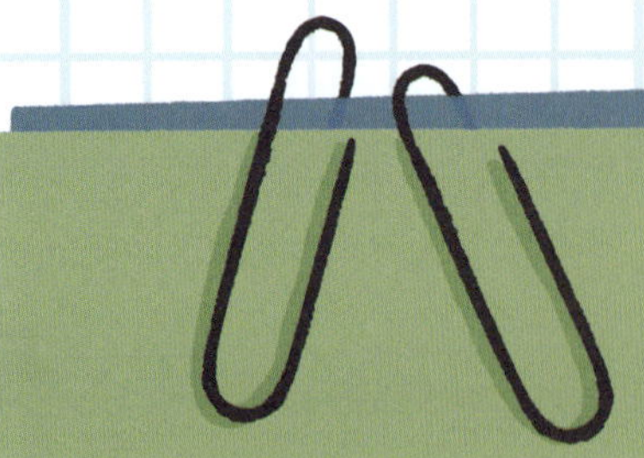

第四章

专注和聆听的技巧（即使我真的觉得无聊）

有时候真的很难集中注意力，对吗？因为我们的大脑里会产生很多想法，所以很难专注于眼前的事，比如做作业和家务活儿。这就是多动症的一种体现。我们总是分心，这并不是说我们没有注意力，而是我们会同时关注所有的事情！现在，就让我们学习一些技巧来帮助我们每次只专注于一件事。在这章中，我们将学习在不同场合，如学校、家中以及其他地方可以集中精力和注意力的方法！

个人调查员

在这个活动中，你将成为一名自己生活中的调查员！试着弄清楚为什么会感到无聊，无聊是什么感觉，以及无聊的征兆吧。

想一想当你对老师的话没有兴趣时会有的行为。开始扭动身体？玩桌子下面的东西？看窗外？和小伙伴说话？作为调查员，你的第一个任务就是去发掘你的无聊感是从什么时候开始的，这样，当老师或爸爸妈妈叫你的名字时，你不仅不会因为没有注意听讲而感到惊慌，可能还会更加迅速地做出回应呢。如果有人对你说“请集中注意力”，你没有理由不高兴，因为这只是一个温和善意的提醒，是想让你回到正轨上。即便是我，偶尔也需要这个提醒的！现在，让我们通过答题来进行更深入的研究。你可以选择写下来，也可以与大人分享。

我会感到无聊，当：

当我感到无聊时，会：

勾出下列选项中你会做的行为

- ❑ 让腿来回摆动
- ❑ 发出“哼唧”等噪声
- ❑ 站起来走动
- ❑ 开始和同学或者任何身边的人说废话
- ❑ 上蹿下跳
- ❑ 开始戳或捉弄同学来吸引他们的注意
- ❑ 大声说：“我好无聊！”

在我无聊时，可以做的没有破坏性的事情：

- 涂鸦或素描
- 把要做的事情列成清单
- 站立
- 有一小碗食物可以咀嚼
- 拿一个减压玩具或者东西
- 坐在摇摇椅或软垫子上
- 把自己的桌子或座位擦干净
- 听一段轻柔的音乐（必要时可以戴上耳机哦）

注意：当你需要锻炼专注力时，其中一些事可能需要得到允许才能做，因为并不是所有的事情都是合适的。给老师或者爸爸妈妈看看这个列表，听听他们的想法！

如果还是心烦，就去玩耍吧！

再告诉你一个好办法：你知道其实玩耍也是你能为自己做的最有用的事情之一吗？我没有骗你！当你感到无聊、心烦或者想要放松休息的时候，告诉爸爸妈妈，让他们允许你玩十分钟。（请让爸爸妈妈看到这部分的内容，让他们知道这样做是合理的！）如果想了解可以玩些什么，请参考本书第51页的休息时间活动内容。当然，也可以直接去玩！

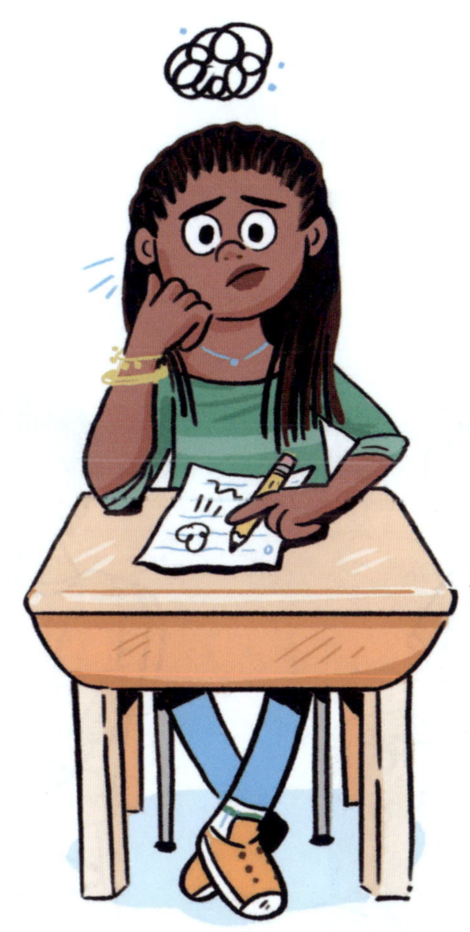

稳定下来！

其实，在课堂上一直坐着不动，而且大脑还得以200千米/时的速度飞速运转，确实很难受。这就像一辆全速行驶的火车，突然需要立即刹车！或者，你在外面踢球，突然被叫进家里写作业一样。我们来看看，在课堂上或者一群人面前安静坐着的时候让大脑也安静下来的方法。

你见过系在船上的锚吗？船长把锚抛进水里，船就停下来了。现在，教你一个“抛锚练习”，当你觉得很难停止移动，不得不坐在一群人中或教室里，或者必须转换到一个新的活动时，可以使用这个方法哦。具体做法如下：

1. 双脚着地。你也可以把书放在脚上以确保它们落在地面。
2. 做至少3次深呼吸，同时注意呼吸的声音。
3. 再把注意力转回到教室和老师身上，这时你会感觉平静了很多，并且可以继续学习了。

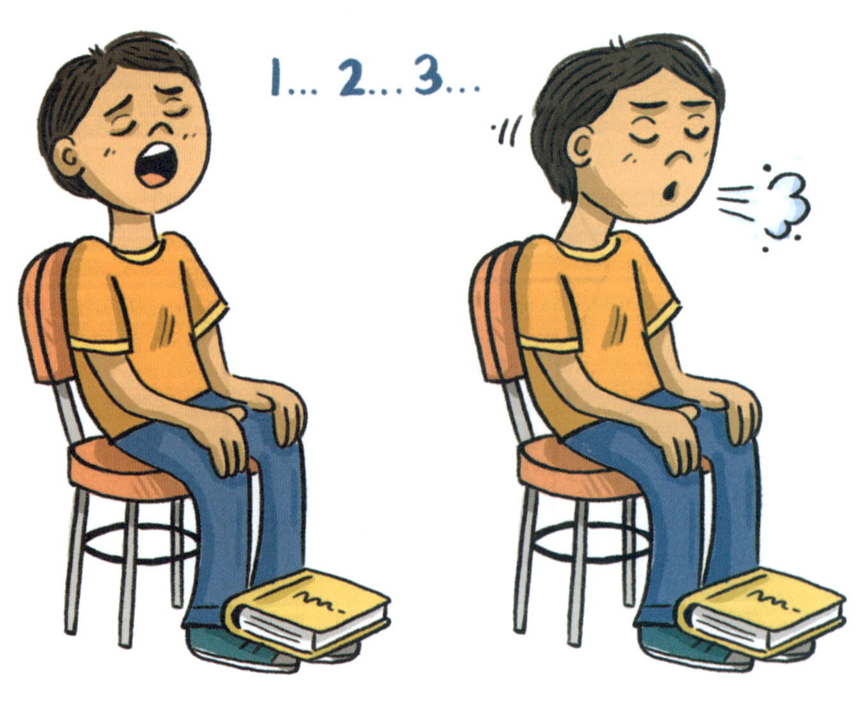

休息时间的活动

5～10分钟的休息是帮助你集中精神的最有效的方式之一。你会发现，当你回到原本要做的事情中时，会更专注更有精神，比如，当你做作业感到无聊和心烦时，可以做几分钟的放松活动后再回去做作业。

圈出下表中在你需要重新集中注意力时会选择的活动。

涂色	绕着房子转一圈或者上下楼梯	玩黏土	淋浴或泡澡
听音乐	嚼口香糖（在允许的情况下）	阅读	玩电子设备
挑选衣服	喝杯饮料或水	跳舞	玩电脑
看图	翻跟头	做艺术品	缝衣服
散步	看窗外	和朋友聊天	玩娃娃
投球	抚摸动物	做跳跃运动	盖个毯子
吹气球	在平板电脑上绘图	做伸展或瑜伽	按摩
躺下放松	玩纸牌游戏	夸夸爸爸妈妈	拥抱他人

“专注”应急卡

这是一个真实的故事。机长萨伦伯格是一名客机飞行员，一次在他已经飞行了2个小时时出现了紧急情况，于是他呼叫了控制中心并查看了紧急迫降说明卡片，以防意外发生时自己忘记怎么做。最终，他把飞机降落在哈德逊河上，挽救了飞机上155名乘客的生命！尽管已经飞行了几十年，准备应急卡片对于机长来说还是很明智的，因为这样他就不会漏掉任何步骤。

如果所有人都有自己的“专注”应急卡呢？比如我们在激动或者紧张的气氛下很难冷静下来或者专注地去思考，这时候就需要一个清单来引导我们该做什么。那么，现在就让我们来做自己的“专注”应急卡吧！

想想当你需要集中注意力时可以做的5个活动吧，可以是深呼吸、放松拳头或者对自己微笑。比如9岁的艾娃说如果老师同意，她希望能在学校做俯卧撑（靠着墙做俯卧撑）。现在就想想对自己有效的方式，如果需要帮助，可以参考上一页讲到的休息时间活动哦。

需要准备的东西：

- 两张索引卡
- 钢笔或者铅笔

写下能够在你感到有压力、沮丧或者只想放松时可以做的活动，选择那种只需花费几分钟时间的活动，然后你会发现，当你再回到要做的事情时，比如做家庭作业、在课堂上听讲就能重新集中注意力了。或许在学校和在家里的活动会不同，那么就分别制作索引卡吧。家用的放家里，上学用的放在课桌里，以方便取用。可以告诉爸爸妈妈和老师卡片的事，这样他们就知道你在做什么，并且可以在必要的时候提醒你使用它哦。

哪些地方最有效？

尝试找出最适合自己学习的地方和方式，不管它是一间没有噪音的房间，还是音乐声开到最大的房间，也不管你是站着还是坐着学习，只要有效，任何方式都可以哦。

什么是“特定专注”？

许多人不了解，其实，多动症者不是无法集中注意力，而是我们会把注意力集中在一件自己感兴趣的事情上，也可以叫作特定专注。也就是说，如果我们在做自己喜欢或者认为值得的事情时就会非常专注，很难停下来。

多动症的孩子会专注于一件特定的事情。（这也说明了为什么你可以打几个小时的游戏却很难长时间坐在教室中。）似乎，能让我们真正融入其中的是我们感兴趣的事情，而对那些无法令人兴奋的事就很容易走神。

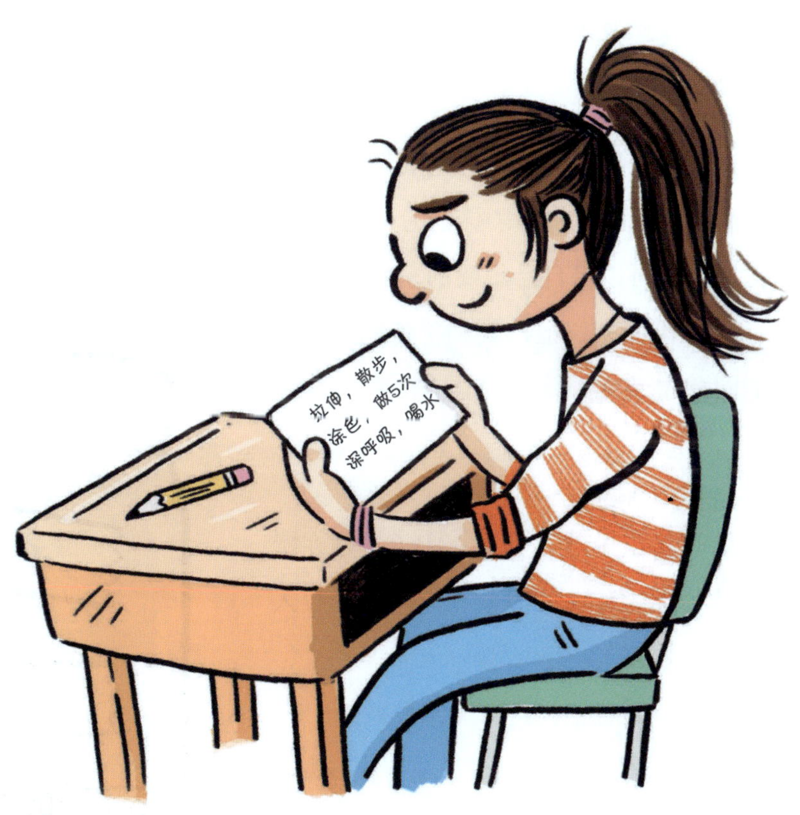

家庭作业罐

有时作业真的很难做，对吗？要知道，可不只有你这么想哦！11岁的斯凯乐也和你一样，他想要一些东西来激励自己，以便在做作业时能够集中注意力。我们想到了这个方法——在他做作业时给他奖品，他很喜欢。想不想试一试？这是一个可以让你开心并专心做作业的好方法哦。

需要准备的东西：

- 一个透明的罐子
- 放入硬币、便士、石头或者任何你想用来装满罐子的东西
- 三根透明胶带或纸胶带
- 一支马克笔

获得方法：这个罐子里的东西是你完成作业时可以得到的奖励，保证在每次家庭作业结束时罐子是装满的。用胶带将罐子标记为三段，每装满罐子的一层，就会得到奖品。

有趣的地方是：你可以将自己想要的东西作为做作业的三个奖励，是冰激凌、新玩具或者去主题公园，无论什么，记得要和爸爸妈妈一起决定，需要他们同意才行哦。

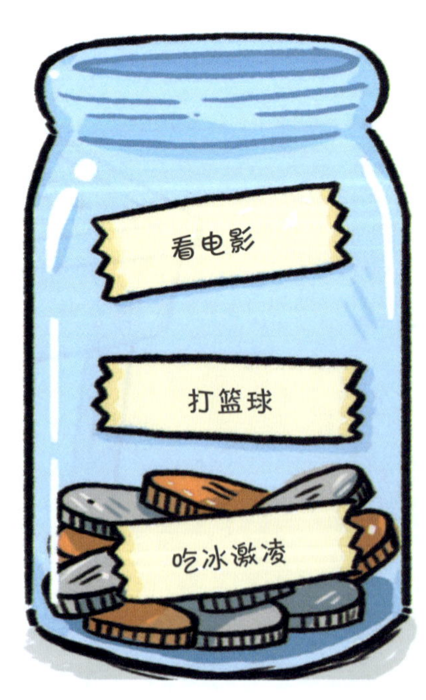

具体做法如下：

1. 将奖励写在胶带上，然后分上、中、下贴在罐子上。每次开始做作业的时候，向罐子里投入一枚硬币或一块石头。
2. 开始做作业。（别着急，我知道你很兴奋！）
3. 完成作业后再向罐子里扔一枚硬币或一块石头。
4. 每到达一层，你就可以得到一个奖品。

通过这个活动你会明白，努力就有收获！

有好处还是坏处?

有时，我们在努力完成作业的过程中很难分辨什么对我们有好处、什么对我们有坏处。于是我做了一个清单。如果你想在明天的最后期限之前做完一项家庭作业，下面的哪些活动可以帮助你完成?

用圆圈圈出可能对你有帮助的活动。

划掉所有可能会让你分心的活动。

感觉到饥饿	静坐	吃一小碗食物
使用计时器	站立	在开始做作业之前散一会儿步
听歌	关掉电子设备	喝点水
和其他人在一起	远离宠物	关上门窗
列出完成作业需要做的事	设想目标	玩一会儿减压玩具

把这张清单分享给你的家人，让他们了解当你要完成一项任务时，这些活动中哪些对你有好处，哪些对你是有坏处的。让他们通过这种方法来帮助你!

你做到了！

患多动症很难集中注意力，但如果你知道该怎么做，就能集中注意力到要做的事情上。本章节你学会了：

- 如果你能做自己身体的小小调查员，就可以在自己感到无聊时迅速察觉到
- 诸如“抛锚练习”（第50页）这样的活动可以帮助你在上课时找回专注力
- 如果想要休息一下，可以嚼口香糖、在平板电脑上绘图或者做瑜伽
- 学习如何制作和使用“专注”应急卡，这样你就不会忘记可以做的活动啦
- 当你想要集中注意力时，知道做哪些事对你有好处，哪些会让你分心
- 如何用家庭作业罐来奖励自己（第54页）

你又完成了新活动，希望你能感觉自己技能值满满。做得不错哦！

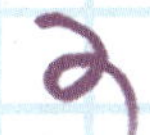

画画休息时间到啦！

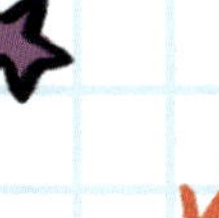

正在学习大量新技能的你或许觉得提高自己很有趣，但短时间内学得太多也会疲惫。在下一章节活动开始前，花几分钟时间在这一页自由地画画或写字吧！

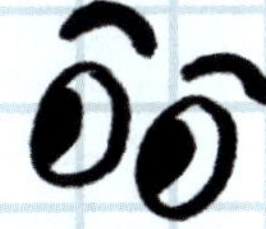

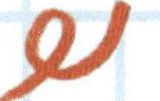

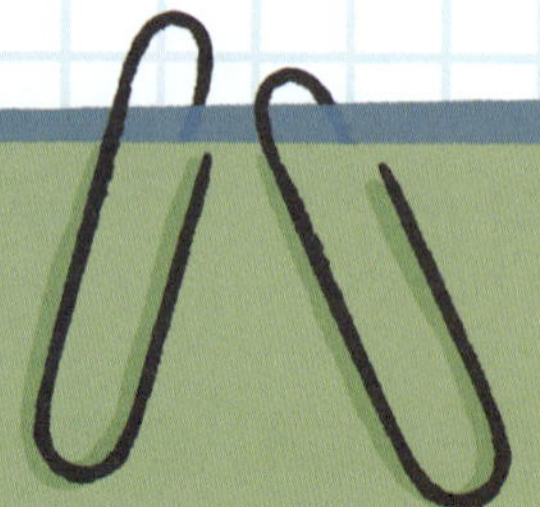

第五章

自我控制、抑制冲动、做正确的决定

说到自我控制，你会想到什么？在图书馆保持安静？坐在教室里？

对于“抑制冲动”你会怎么做？比如在你非常生气的时候，能不能不冲别人大喊大叫？当爸爸不让拿柜子上的饼干时，你可不可以不拿？

什么对你来说是在做正确的决定？是选择做作业而不是玩电子游戏吗？是选择吃苹果而不是甜甜圈吗？

自控这种事并不有趣也不容易，因为大家都更愿意无忧无虑地奔跑和玩耍。但是，掌握自控的技巧确实可以帮你做得更好，远离麻烦！本章将研究多动症的问题和表现，以及如何使用这些技能。

控制我的反应

自我控制

多动症的孩子有时会觉得很难控制自己的行为和情绪——也就是自我控制能力。还记得在本书开头我们提到的大脑是如何工作的吗？多动症孩子和普通孩子大脑的工作方式是不同的。这非常美妙，它会让你拥有了不起的想象力，并且随时可能让你产生不可思议的想法。但是，它也可能让事情偏离轨道，因为你很难控制自己的感觉和行为。

抑制冲动

你是否有过这样的经历？自己突然迫切地想做某件事，但之后又后悔了。这就是抑制冲动的意义所在。即使这曾发生在你身上也没关系，因为你正在读这本书，这就表明你已经下定决心克服它。

做正确的决定

我打赌你一定听过这种说法，做好的决定就是做出你认为会产生正面或积极结果的决定。像你知道应该好好学习以迎接考试是正确的决定，当你意识到努力学习就能取得好成绩时，就会自觉地将这门课再复习一遍。

下面我们就通过一些活动来帮助你把这些知识运用到实际中。

“决定”骰子

大约两周前，我和一个7岁的叫乔治的男孩聊天，他告诉我他很难过。我问他是否愿意告诉我原因，他说他做了一个“糟糕”的决定。

“可以具体说一下吗？”我问乔治。

“我在一家商店偷了一包口香糖，被经理抓住了。”他说道。

“可以说一下当时的感受是什么吗？”我问他。

“糟糕极了，”他说道，“我觉得很丢脸。我知道这是不对的，但我真的很想要那包口香糖。之后，我把口香糖还给了他。”

“如果还有一次机会你会怎么做？”我问他。

乔治想了一会儿，竖起眉毛说道：“嗯……我会问爸爸妈妈是否可以用我自己的钱买它。它只有1.75美元，而我已经存了10.75美元了。”

“是的，”我赞许地说，“这听起来是一个正确的选择。”

最后，我问乔治，如果他真的想要一件东西，但必须等待，这时他能做些什么。

“嗯……”他说，“我需要更有耐心。”

“是的，”我说，“非常正确。因为你知道你最终会得到你想要的东西。”

他笑着说道：“我还可以做点别的事转移一下注意力。”

“好主意！”我说，“你想做什么样的活动？”

“我可以和小弟弟玩，打扫房间，或者和妈妈遛狗。”

“我喜欢你做的这些事！”我说道。

通过上面的谈话，我们可以看到，乔治做了一件“糟糕”的事，但后来他意识到自己在未来应该做正确的决定。因此，回顾我们过去做出的糟糕决定的一个好处就是，可以思考在将来应该如何改进。

乔治有很棒的方法来排解自己等待心仪之物时的焦急情绪，我也有一个很棒的游戏，而且是我最爱的游戏之一——投“决定”骰子。

你需要准备：

- 一个骰子
- 一张纸
- 一支钢笔或铅笔

游戏目标：

1. 更好地区分积极决定和消极决定的不同。
2. 娱乐一下！

游戏规则：

投骰子。可以把每一面设定为：

一：想一个自己觉得非常明智的决定。

二：想一个之前想做的、会让现在的你变优秀的决定。

三：想一个你见过的其他人做过的正确的决定。

四：想想你是如何做出正确的决定的（比如，“我会问自己这样做是否安全，这样做是否友好，这样做是否明智”）。

五：想一个在看过的电影或电视中你认为正确的决定。

六：编一个关于做决定的小故事，可以是积极的，也可以是消极的，把它写下来，与爸爸妈妈或其他家庭成员分享。

你也可以和家人一起玩这个游戏，并讨论你的答案哦。

我们可以从错误中吸取教训

做出正确的决定是我们一生中所能做的最好的事情之一。不是所有决定都是完美的，但如果我们能从错误中吸取教训，就能学会在未来做出更好的选择。

“情绪”宾果

每当我告诉孩子们，他们会比自己想象的还要能控制情绪时，他们总是很惊讶，并会问：“如何做到呢？”

你想知道这里面的秘诀吗？其实很简单：你必须和你的感受保持一致。这意味着你需要非常了解自己的身体和想法，就像了解你最爱的电子游戏级数或者最爱书籍里的文字一样。你需要对自己的身心有相同程度的了解。

别担心！这做起来并没有描述的那么深奥，学习这个技巧的好方法就是去了解不同情绪的含义。下面就来为大家介绍一个很棒的游戏——“情绪”宾果。

需要准备的东西：

- 一张纸
- 一支钢笔或铅笔

游戏的目标就是赢得宾果（BINGO），每组5个——路线按垂直、水平或对角线进行。

游戏规则：

1. 闭上眼睛，在“情绪”宾果板上指一个数字。
2. 在列表中找到数字对应的情绪。
3. 在另一张纸上写一个关于你上次有这种感觉的句子。
4. 写完句子后，把黑板上的数字划掉。
5. 一直做到赢得宾果（BINGO）为止。

你也可以和爸爸妈妈或者小伙伴玩这个游戏，不用写，直接告诉对方你的感受。

这里和大家分享一个例子。库巴闭眼选了数字6，然后看到情绪列表中6代表生气，于是他写出关于让自己生气的原因的句子：“上周在查克起司餐厅，我没有足够的优惠券换想吃的披萨，所以我很生气。”最后，他把棋盘上的数字划掉以做记号，然后继续玩，路线按垂直、水平或对角线进行，一直玩到赢得宾果（BINGO）。

B	I	N	G	O
2	7	13	1	9
19	14	4	5	16
21	23	自由空间	6	8
17	12	24	11	10
22	20	15	25	3

情绪清单

1. 沮丧
2. 悲伤
3. 没自信
4. 自信
5. 尴尬
6. 愤怒
7. 惊喜
8. 愉快
9. 害羞
10. 内疚
11. 疲惫
12. 敏感
13. 充满动力
14. 兴奋
15. 坚定
16. 嫉妒
17. 友好
18. 平静
19. 暴怒
20. 孤单
21. 郁闷
22. 震惊
23. 心烦意乱
24. 生气
25. 无聊

活动 3

“正能量”警察

当我们有消极想法的时候，大脑很难思考。而有时我们只是过了不太愉快的一天。我想让你明白，你比你想象的更能控制自己的想法，你只需要学会如何捕捉自己的想法，然后掌控它。现在，想象自己是一名警察，试图抓住坏的想法，再用好的想法取而代之。是不是很像电子游戏？所以，你的任务就是：捕捉负能量思维，用正能量思维取而代之！下面是一个包含例子的表格。你的大脑里是否一直存在一些负能量思维，把它写下来吧！

正能量思维	负能量思维
我在学校表现不好	我的数学考了80耶
没人喜欢我	卡洛琳刚邀请我和她一起吃午饭
哥哥对我很刻薄	哥哥和我分享了他的甜点

你可以在任何需要的时候成为自己的“正能量”警察——只要找出那些消极思维的罪魁祸首，然后替换成积极的就好啦！

行动—反应

在我们感到心烦意乱或毫无准备的时候，会做出糟糕的反应——尖叫、大叫，甚至因为烦躁想打人。这时，我们也很难想出别的办法。比如，几个星期前，奥利弗——一个9岁的男孩，在哥哥斯科特抢走了遥控器后，他非常生气地尖叫了起来，还打了斯科特的后背。他知道这么做是不对的，但是在那一刻他想不出还能做什么。事后，奥利弗尝试做了“行动—反应”游戏来帮助自己了解在以后遇到问题时，可以采取哪些积极的行动应对。

需要准备的材料：

- 为旋转准备一支铅笔或钢笔。

这个游戏的目标是，锻炼我们感到懊恼、生气或沮丧时如何更积极地应对。具体做法如下：

1. 把钢笔或铅笔放在游戏板上旋转。
2. 练习你随机转到的选项。
3. 想想你会怎么做。比如，如果你转到“数到10”选项时，回想一下让你不安的事情。“数到10”对你有帮助吗？
4. 选出最适合你的选项，这样你就可以在感到沮丧的时候使用它们啦。

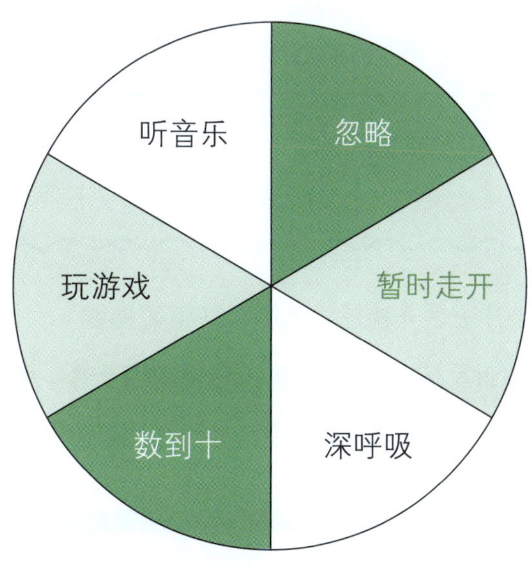

选择和重新做

想想你之前做过的，并且在条件允许的情况下会重新选择的事。比如不请自来地向朋友借东西，或者抄作业之类的。你的选择对其他人有什么影响？应该如何去改变？

下面的这个练习可以帮助你回顾和反思你所做过的选择，以便让你在未来做出更好的选择。请爸爸妈妈复印这一页，这样你就可以多次使用它，或者将它写下来，这样想做时就可以随时开始啦。

我做过的选择：

我为什么会做这样的选择?

结果如何?

我还可以怎么做?

按下暂停键

延缓反应的最佳方法之一就是帮大脑“按下暂停键”，没错，真的可以这样做哦！其实就是你做出反应或决定之前，短暂放空一下，深呼吸，暂停一下。要知道，对别人说“我需要时间考虑一下”是没问题的哦。

“交通信号灯”式思考

当你要做某件事的时候，就想想红灯。先在红灯上——停下来想想；然后再变成黄灯——确保你的冲动是正确的；最后再变成绿灯——勇往直前，做出最好的选择！

冲吧！自己！

还记得芝麻街的艾莫吗？艾莫的有趣之处在于他总是用第三人称表达：“艾莫喜欢吃冰激凌！”或者“艾莫想玩儿！”其实，艾莫是在用自己的名字做聪明的事情哦。

或许这听起来挺奇怪的，但是研究表明，当我们用第三人称（自己的名字）自言自语时，信息会在我们的大脑中停留较长的时间，并有助于激励我们。所以，当你担心某件事情时，可以先说出自己的名字，再说一句肯定的话，这会对你有帮助哦。

举个例子，如果你的名字是妮可，你担心自己演砸自己主演的戏，可以尝试这样说：“妮可，你得到了这个角色！”“妮可，我知道你能行！”

如果你的名字是丹尼尔，你可以在气头上想要冷静的时候说：“丹尼尔，没事的！丹尼尔，做几个深呼吸。”

汤米，
你尽了最大努力
做到最好。你会
更用功读书，争取下次
取得更好的成绩。

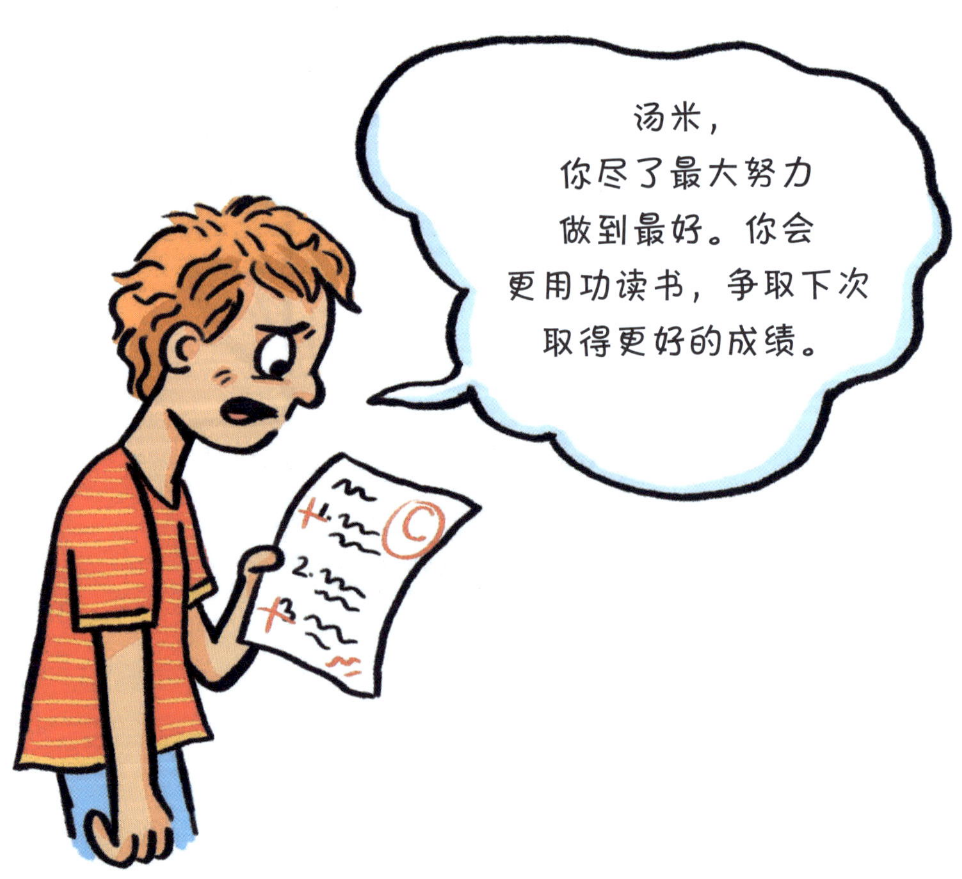

现在轮到你了：

1. 感受一下现在的情绪，是悲伤、担心，还是沮丧呢？
2. 大声说出自己的名字，不管你的感受是什么都表达出来，再说一些积极的话让自己感觉更好。

我知道你可能会觉得自己这样有点傻，但是它很有效。我记得在一次很重要的考试前，我对自己说："凯莉，你能行！""凯莉，你熟悉相关资料和知识！"这种方法可以让我平静下来，感觉也好多了。

唯一的标准是，你说出的话必须是积极的，就像在和朋友说话一样，你可以带着任何感觉使用它。如果淘气一下你会开心，那就去做吧！——凯尔，你可能会为打扫房间而烦恼，但至少你不必打扫满是动物的牲口棚！

我需要什么？

有些孩子在生气的时候需要一个安静的空间，有些孩子会去散步，而有些会用砸枕头来发泄。了解哪一种途径对你最有效，这样，当你不开心的时候马上做这件事，心情会恢复得更快。

“控制”中心

在成长的过程中，有些事是可控的，这意味着我们可以改变它，而有些事情是我们无法控制的。举个例子，如果你计划去公园玩，但是下雨了，这就超出了你的控制范围。你是不能控制天气的。然而，如果有人对你说了不友善的话，你可以控制自己的反应，比如选择无视，或者直接告诉他们这样做会伤害你的感情等。

为了更好地区分以上两种方式的不同，我们建立一个“控制”中心，内容如下：

1. 在下页圆圈的内圈中写下你认为自己能够控制的事情。
2. 在外圈中写下你认为自己不能够控制的事情。
3. 回顾那些对于你来说可控的事。你会用哪些积极的方式来控制它们？
4. 想想那些你无法控制的事情。你可以用什么办法来积极应对那些事？

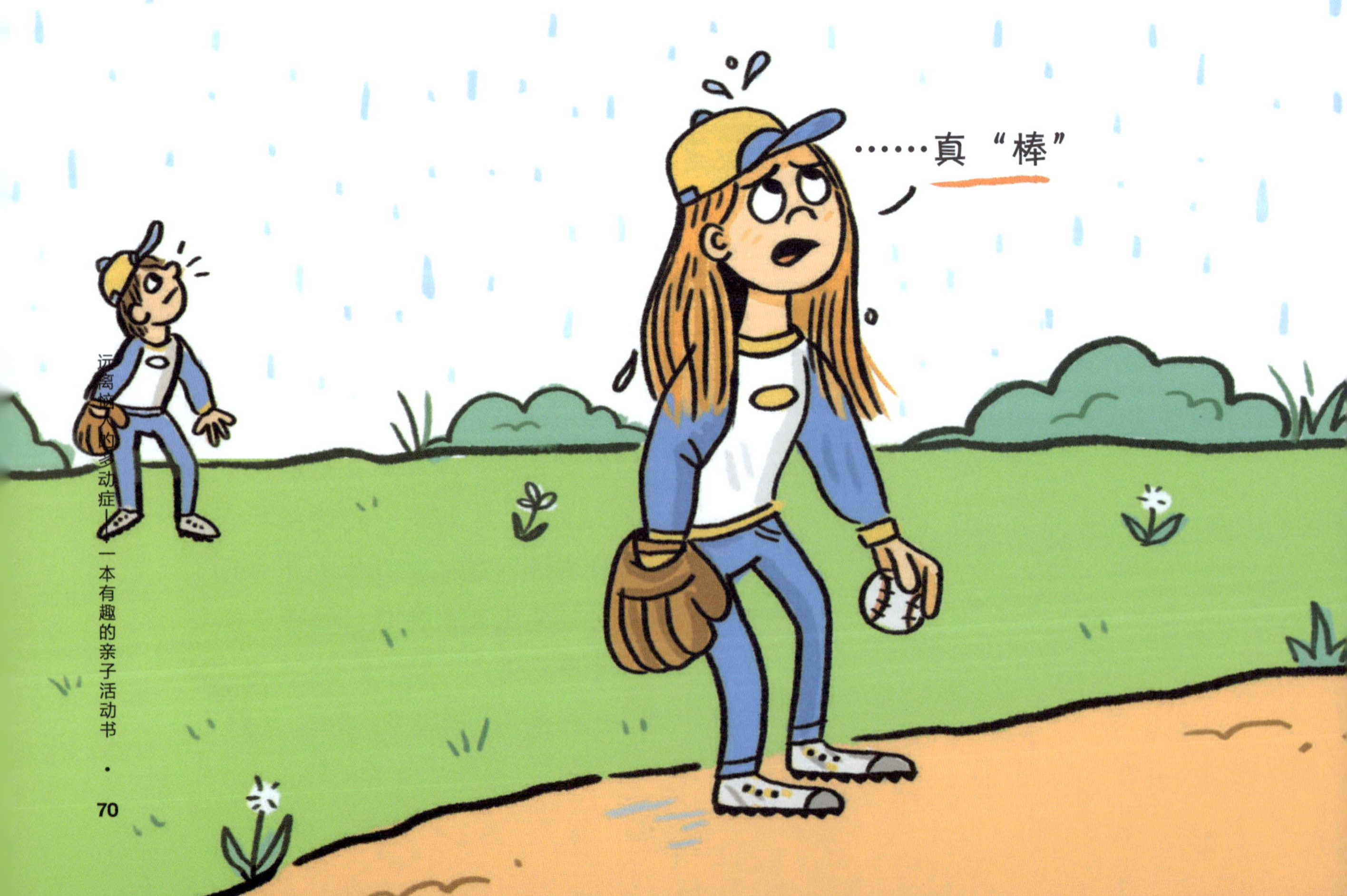

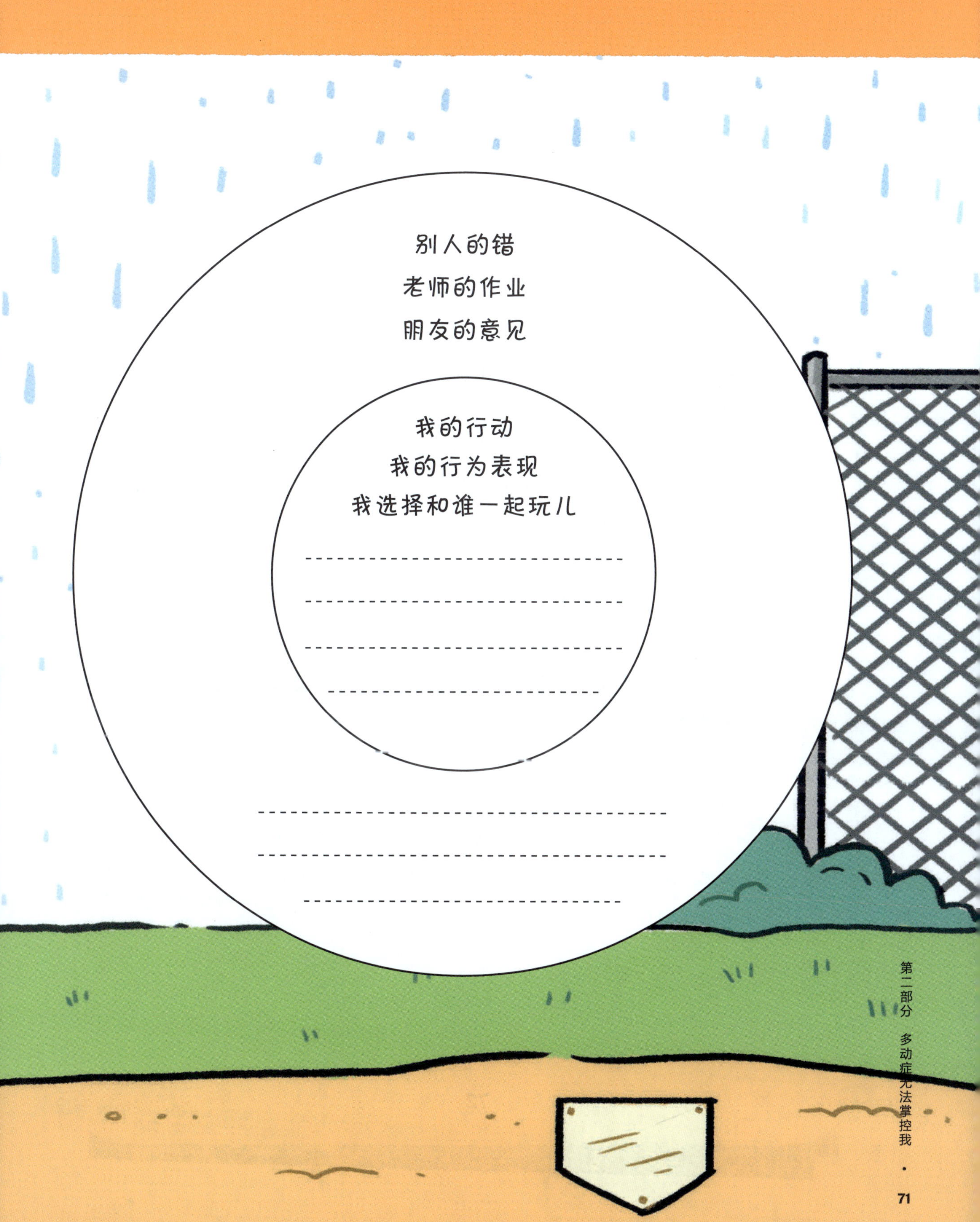
别人的错
老师的作业
朋友的意见
我的行动
我的行为表现
我选择和谁一起玩儿

你做到了！

我们可能无法马上学会自我控制、抑制冲动、做正确的决定，但是要知道，这是我们努力做就能实现的。

你已经掌握了：

- “决定”骰子（第60页）：你可以做出正确的决定，即使你之前的决定有些糟糕，你也会学会如何在之后做更好的决定。
- “情绪”宾果（第62页）:让我们对自己的情绪有更多的了解。我们不可能总是快乐或悲伤，有时候我们也会感到困惑、疲惫或无聊，弄清楚自己的真实感受是有好处的。
- “正能量”警察（第64页）：如果我们有一个消极的想法或感觉，我们可以捕捉那个想法，并用积极的想法取而代之！
- 行动—反应（第65页）：这个活动教给我们一些简单的应对方法——当我们不知所措、生气或者需要冷静的时候可以尝试暂时走开、深呼吸或者听音乐。
- 选择和重新做（第66页）：现在你能更深入地了解自己的情绪，以及如何控制它们。
- “控制”中心（第70页）：现在你更了解自己可控和不可控的事情。
- 冲吧！自己！（第68页）：别忘了使用自己的名字来渡过难关，__________，（在这里填上你的名字）你能做到！

画画休息时间到啦！

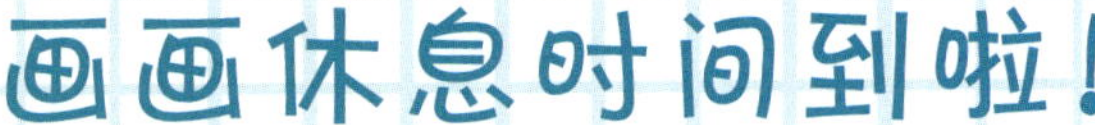

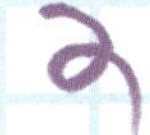

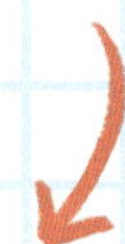

正在学习大量新技能的你或许觉得提高自己很有趣，但短时间学得太多也会疲惫。在下一章节活动开始前，花几分钟时间在这一页自由地画画或写字吧！

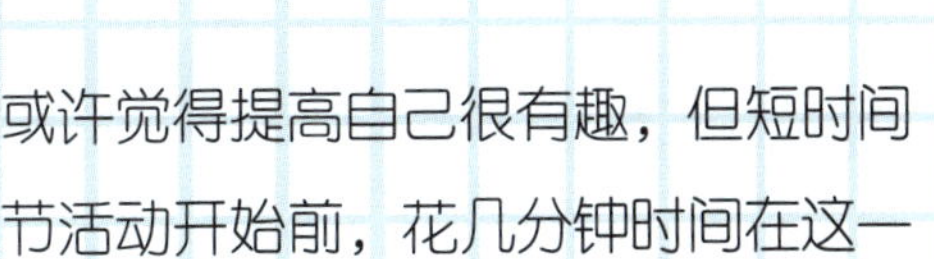

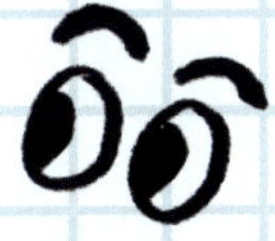

第三部分

多动症、我与世界：在家庭、学校和与朋友的社交活动中获得成功

相信你已经做好准备来进一步学习如何管理多动症了，我们将教授“行动”课程：习惯、日常活动、学前准备、交友、人际关系以及家庭作业。

在之前的章节中，我们学会了认识自我，比如优缺点、多动症在自身的体现，以及如何管理和控制自己的情绪和感受。在掌握了这些概念的基础上，我们将要学习如何将其付诸实践。相信你在学习这些技能时会感觉非常棒哦！

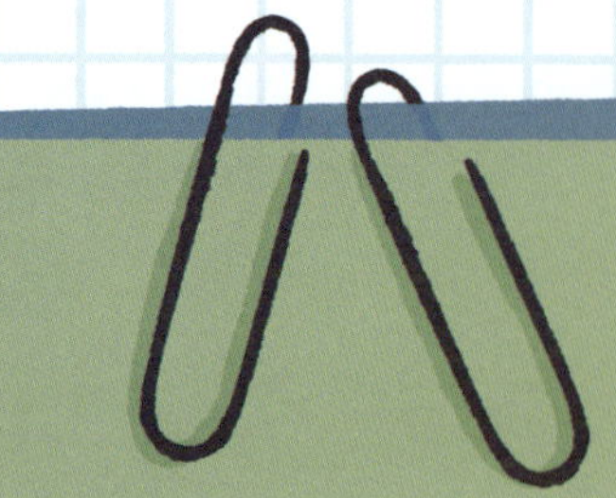

第六章

让习惯和日常安排变得简单且有趣

对于多动症，你所能养成的最佳习惯之一就是规律地生活。为什么呢？因为我们的大脑会分散注意力，所以我们需要一套固定的体系结构来确保它一直在正确的轨道上运行。我们需要坚实的结构基础，就像纽约帝国大厦那样的高层建筑，倘若没有一个坚固的结构就会倒下。同理，我们也需要结构框架以避免漂走，保证不偏离轨道。从我接触孩子的经验上来看，做好日常安排是获取成功的最佳途径之一。

前一晚做计划

在清晨做好充足准备对你来说是不是件难事？如果是这样，我现在帮你把它变得简单些。

首先我们要做的就是头脑风暴，想出可以在前一晚准备好的事，这样早上就不会太匆忙。以我帮助过的乔丹娜为例，下面是她头脑风暴的想法：

前一晚，我会：

1. 把第二天要穿的衣服摆出来。
2. 确认完成的作业已装进书包。
3. 把盛麦片的碗拿出来。
4. 做午饭或者帮爸爸妈妈做午饭。
5. 将外套放在背包旁。

你能想一想自己的清单有些什么吗？

为了第二天早晨更轻松，我可以在前一晚做的事情有：

你可以把这个单子上的内容抄在另一张纸上，将它放在床边或梳妆台上，每天晚上睡觉前检查一下完成情况，这样在前一晚上解决问题，第二天早上就不会那么紧张了。

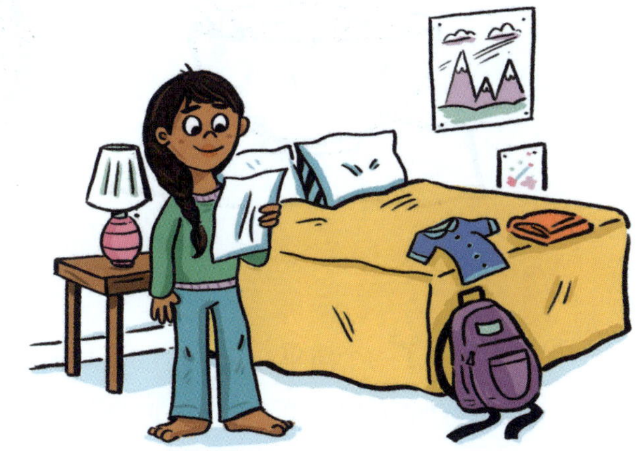

早间图表

大卫是一个非常有趣且富有创造力的8岁男孩，他脑袋里装满了各种新点子。但是，早上对他来说是一段艰难的时光，因为他总会分心，会忘记很多需要完成的事情。而对他有效的方法就是早间图表——一张列有每天早晨需要做的事情的图表。他将图表贴在镜子上，以便每天醒来第一眼就能看到它。

像早间图表这样带有图片的表，在唤醒记忆和让我们保持在正轨上的能力方面是惊人的。而它的制作也非常有趣。

下面是一个示例，供大家参考。你也可以根据自己的日常计划设计不同的清单哦。

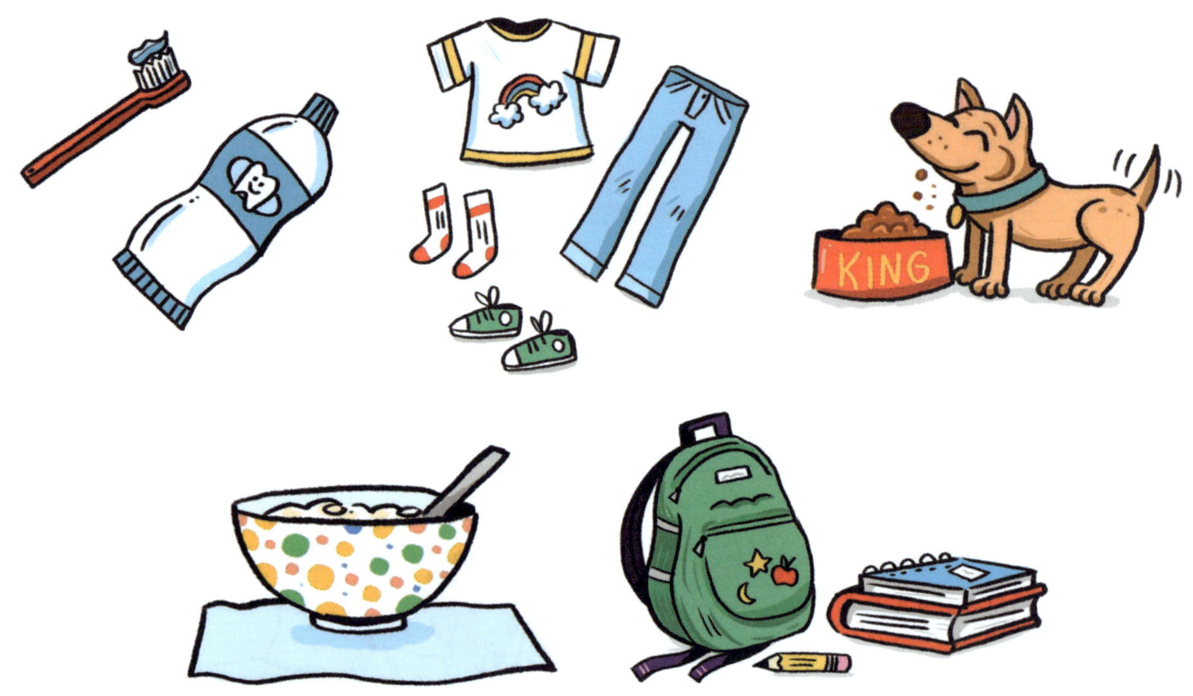

我用图片列了一个清单，这些可能都是你在早上会做的事情哦。你也可以删掉每一项活动，创建自己的专属清单，或者按照自己的清单顺序把它们添加到早间图表内。

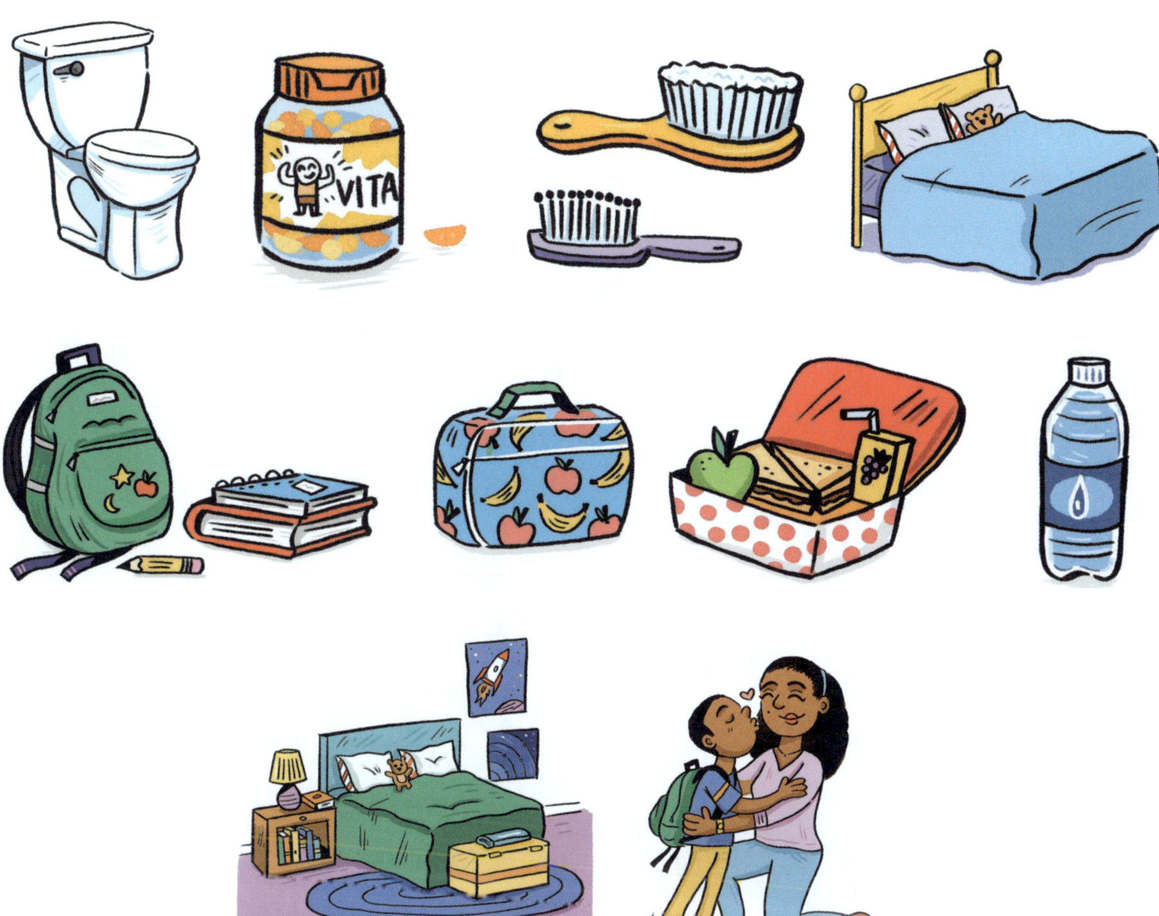

添加自己的图表

为自己做提醒

做日常计划是很棒的事，学会记住要做的事的方法是有益的。我们已经探讨过在晚上和早上做准备的图表，除此之外，还有哪些记忆方法呢？

下面是我创建的列表，圈出你认为可以帮助你记住日常事务，或者你需要做的事情的选项。你也可以在空白方格中补充你的提醒方法。

将写有提醒事项的便利贴贴在镜子上	将信息写在手上	设置闹钟提醒自己要完成的任务	把要带的东西放在门口
在书包里放一张便条	设置日历提醒	在房间里放一本日历	唱首歌提醒自己
用录音记录	散步或编一段舞蹈来帮助记忆	在床边放一个笔记本做临时速记	使用备忘录
使用可视图表	使用紧急焦点卡	在每个作业的上方写上截止日期	
把指示写出来	让别人提醒你	安排特定的时间去做需要做的事	

求助！最快的出门方式

记住这些好玩的顺口溜，在出门和进门的时候使用。

早上：玩得更开心（Better Have Fun!）

B = 刷牙（Brush Teeth）

H = 作业（Homework）

F = 食物（Food）

回到家：回家的喜悦（Home Bound Rejoice!）

H = 作业 （Homework）

B = 刷牙（Brush Teeth）

R = 放松（Relax）

想象一下

在一场婚礼上，策划人可能需要记住200个来宾的名字，而这些都是他刚刚认识的人！如何做到呢？他向我们分享了自己的诀窍。他会大声说出一个人的名字，然后想象与之相关的事物。比如，见到70多岁的苏茜，为了想象如何形容她，他想到了“盐和胡椒苏茜”，因为她的头发是灰黑色的。这个诀窍就是利用苏茜的外形特点来记住她的名字。这种方法奏效吗？答案是肯定的。现在让我来教你如何去做，这样你就可以在家里和学校使用这个方法啦。

首先，尝试想象你想要记住的事物。比如，你需要记得在星期三带上野外旅行的费用，你可以想象一张写着“星期三”的美元钞票，这样就可以帮助你记住这件事啦。

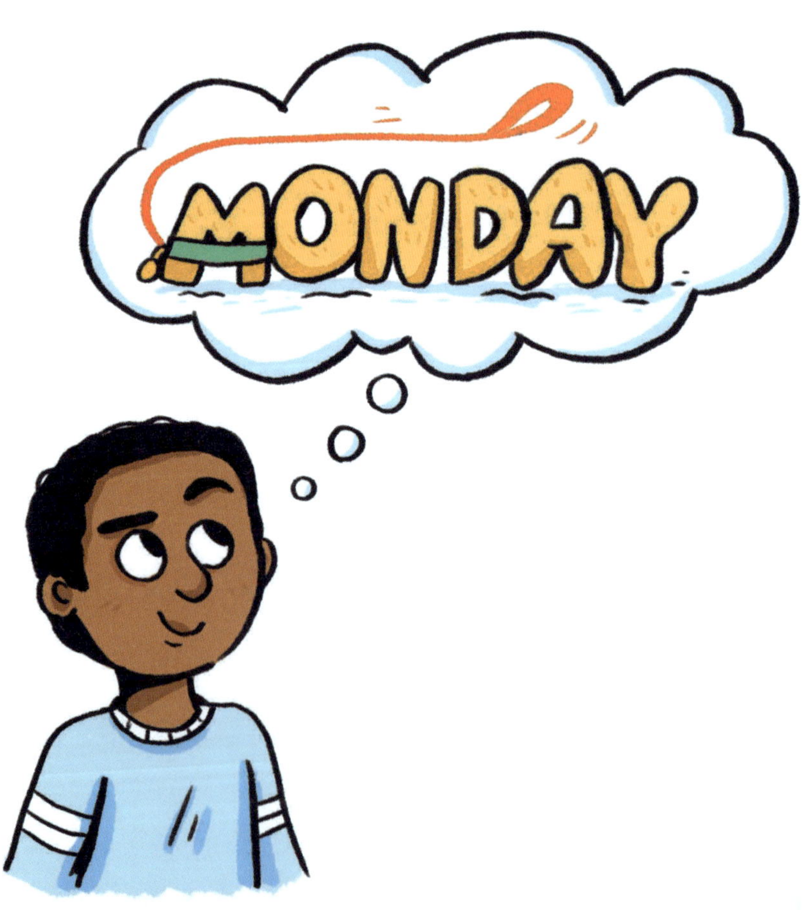

下面是一些练习，有我对于它们形象化的想象，你可以练习将这些事情形象化后记住它们。

1. 星期五的科学实验

   我的想象：一个实验试管里冒出了“星期五”这个词。

   你的想象：

   ---

2. 独舞练习

   我的想象：一群伴舞组成P形队列练习。

   你的想象：

   ---

3. 星期一早上遛狗

   我的想象：“星期一”这个词被拴在狗绳上。

   你的想象：

改变行为

让生活更轻松如意，就需要做一些改变或者采取新的行动，一开始或许很难，但是从长远来看会轻松很多。所以，不要放弃，坚持目标。

“漂浮”：睡前放松仪式

在度过慌乱忙碌的一天之后，你会发现马上进入睡眠是很困难的，因此有一个晚间计划是有好处的。

莉拉是一个活泼可爱的12岁女孩。她自己入睡困难，于是我教了她关于放松的技巧，结果还没做完，她就睡着了。

过程非常简单，你可以在准备开始前阅读下面的内容，或者让大人读，你跟着做：

1. 躺下后闭上眼睛，感觉你的整个身体正在下沉并放松，就像漂浮在大海上一样。让烦恼在大海里漂流吧！你要完全放松，心平气和地“漂浮”。

2. 让双脚就像在水里一样，感觉正在下沉，柔软且舒适。每只脚的骨头都在慢慢地松开。专注于每一个脚趾，以及它是如何放松的。感觉每一条韧带、肌肉以及骨骼都放松了，你的脚应该感觉到它们逐渐下沉到“海里”。然后，做几次深呼吸。

3. 再转移到脚踝，想象一下通过脚踝释放压力。让脚踝感觉下沉和放松，然后再慢慢地吸气、呼气。

4. 继续向上到你的小腿，然后到你的膝盖。让你的膝盖完全放松，可以想象一下膝盖陷入水中的感觉。

5. 继续上移至臀部，让臀部像在水中一样下沉，一切都放松下来。

6. 把注意力集中在你的手上。想象一下，手下沉到水里，每根手指都会释放你所有的烦恼，然后做几次深呼吸。

7. 由手臂向上延伸至肩膀，感觉肩膀越来越重，同时让胃和胸部沉下来，然后呼出所有的压力和紧张，想象着一切都变得更加自由、平和。

熟能生巧

学习任何新技能或应对技巧都需要21天才能养成习惯。所以记住，如果这些新技能没有立刻奏效，请多给自己一点时间和耐心。通过练习，你会发现情况会越来越好哦。

8. 继续伸展到颈部，放松颈部的所有肌肉。感觉呼吸慢下来，等一段时间后感受一下会有多放松。

9. 再移动到脸部，释放下巴肌肉的紧张感，此时有放松和释放的感觉。然后再到鼻子和眼睛，你的眼睛感觉到沉重和疲惫。最后，你头脑中所有的紧张感都会得到释放。

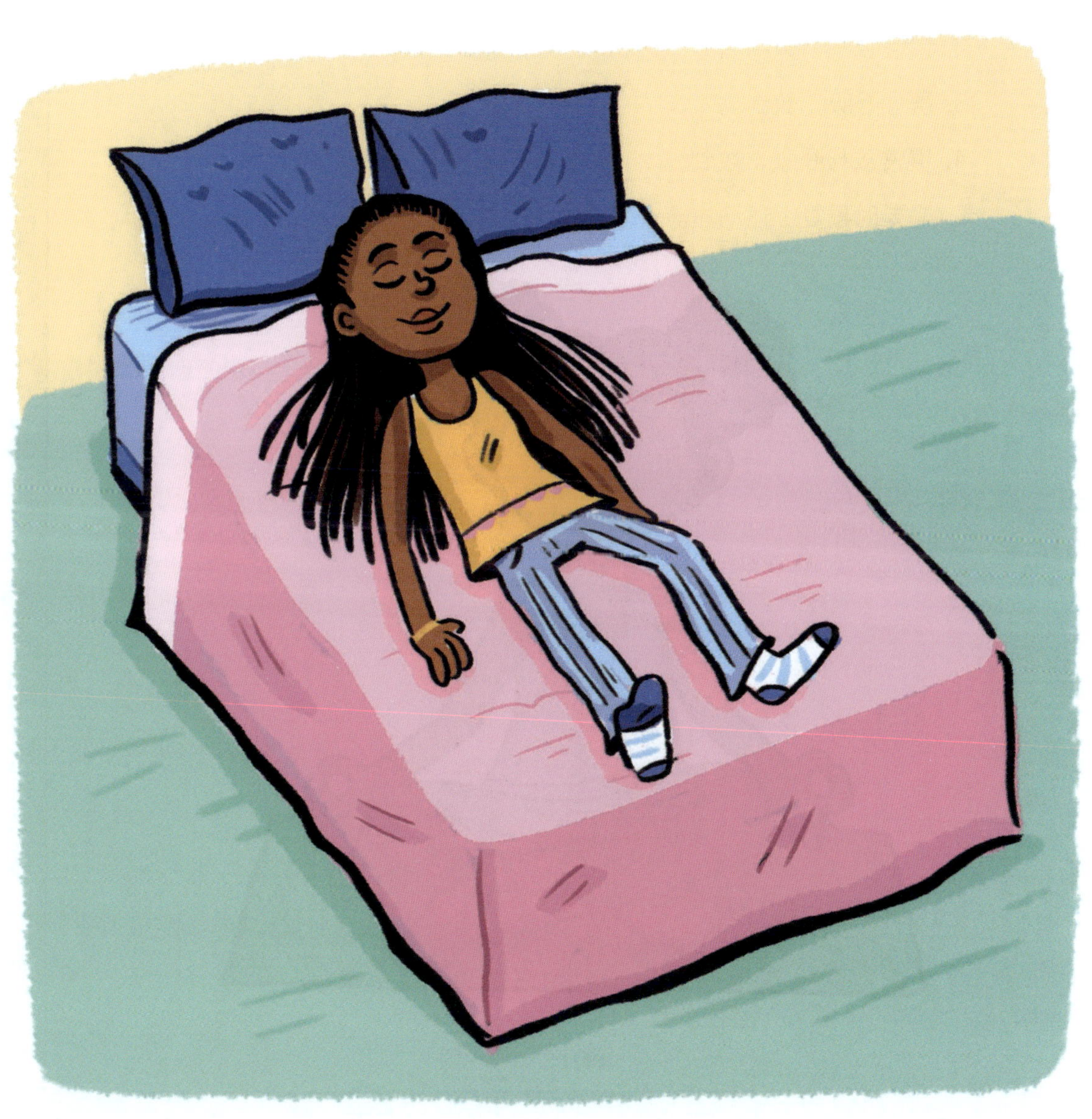

停下来，让身体下沉，呼吸！

呼吸是很普通的事——我们都会做。但它还有很多用途，你可以随时使用这个简单的呼吸技巧，比如当你感到有压力、沮丧、失眠，或者只是想放松一下的时候。方法如下：

1. 从呼吸开始。
2. 慢慢吸气，数到5。
3. 屏住呼吸，数到5。
4. 慢慢放松呼吸，数到5。
5. 需要时重复上述动作。

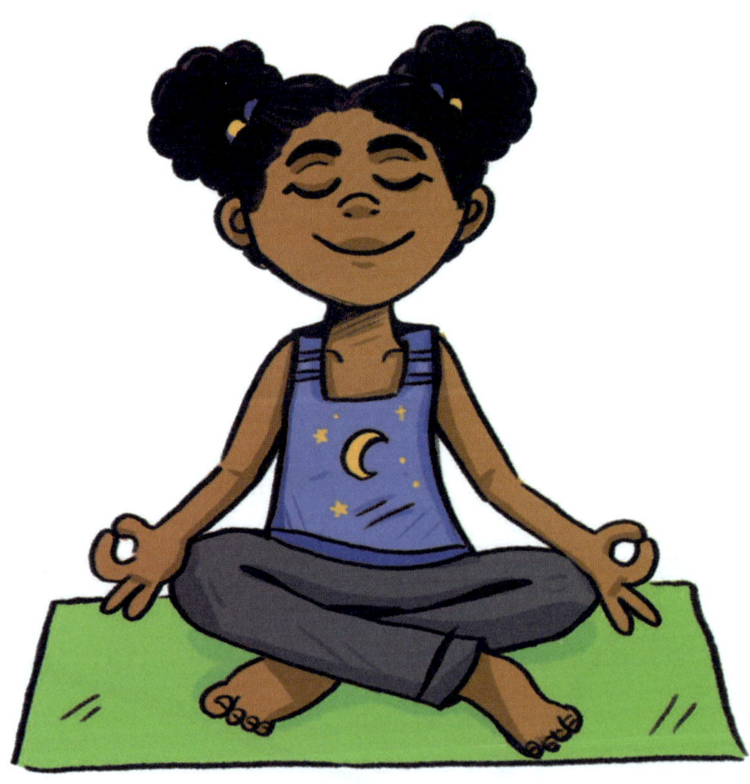

你做到了！

真棒！你已经学到了很多如何在日常生活中添加计划和安排，以及记住事情的新方法！按照日常安排做事，我们能够保持专注力，充满动力，防止自由散漫。为了更有计划、有规律地生活，你掌握到了：

- 前一晚计划清单怎样让第二天早上更从容
- 想象一下（第82页）：教你运用技巧来增强记忆力
- 可以用来记住事情的工具和素材（便条，人？）
- 如何制作早间图表

作为奖励，你还学到了一种夜间放松技巧。或许你现在就期待睡觉时间了呢！

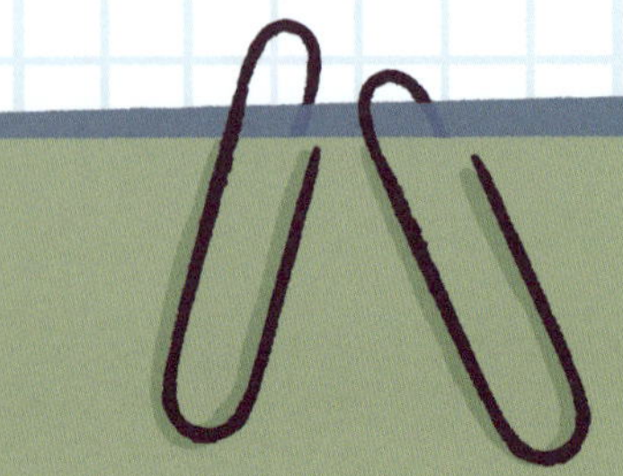

第七章

交友、沟通以及表达

你用心学习了很多，更深入地了解到自己的感觉和情绪。现在，我们来聊聊其他人。当了解了他人之后，会更容易与人沟通，表达自己的想法，这样就能与朋友、家人和老师和谐相处。

了解他人，关注其感受很重要。在这一章中，我们将研究理解他人感受的最佳方式，如何成为一个好朋友，以及如何表达自己的需求。

同理心图画1

我的朋友博德非常懂得理解他人的感受，就是我们所说的同理心，也叫换位思考的能力。我作为一名治疗师，拥有同理心是非常重要的，这样我就能想象别人的感受，即使我以前从未经历过这种情况。

与朋友建立真诚关系的最好方法之一就是理解他们的感受，这样，你就能成为他们真正的好朋友，因为你了解他们需要什么。

观察下图，写下头顶有“思想泡泡”的小朋友的感受。你可以做我的同理心研究员哦！

同理心图画2

你做了非常棒的一件事，用同理心去理解前页图画中小朋友的感受。现在你需要想想，在那种情况下该如何回应，并成为那个人的好朋友。请把答案写在横线上。

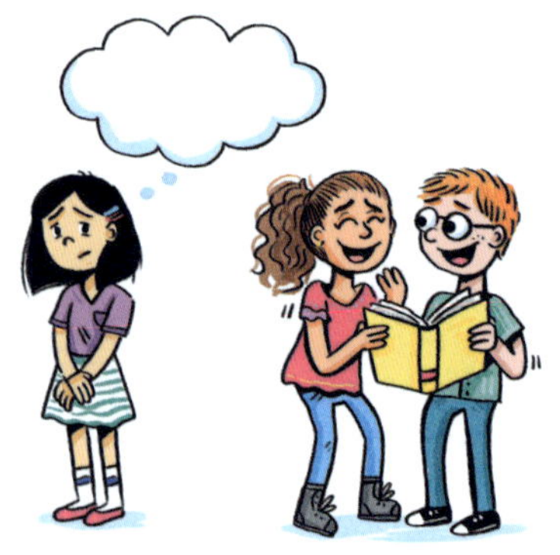

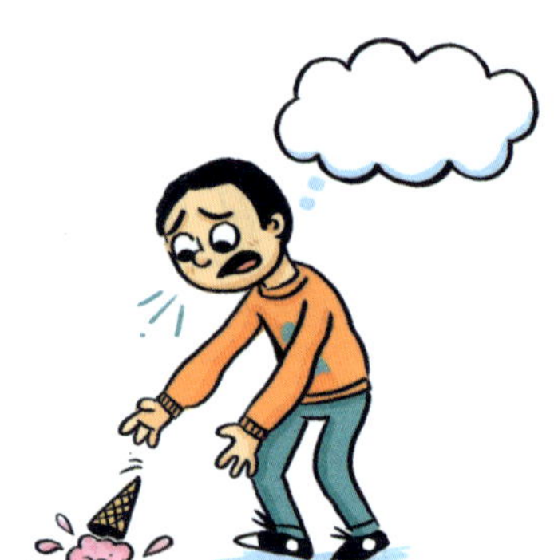

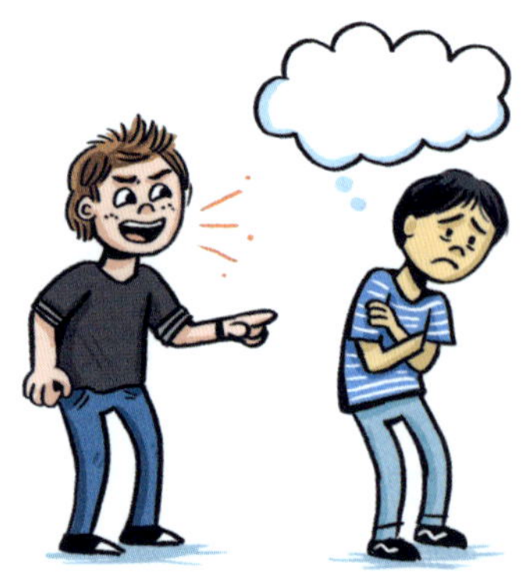

友谊：正确或错误？

判断下面关于友谊的问题是正确的还是错误的。

1. 作为好朋友，我应该一直做朋友想做的事。**正确/错误**
2. 如果我对朋友大喊大叫，我需要道歉。**正确/错误**
3. 如果我不想玩某样东西，我可以有礼貌地要求玩别的。**正确/错误**
4. 为了表示我对某个朋友感兴趣，我可以问他们喜欢做什么。**正确/错误**
5. 微笑是一种表达友好的方式。**正确/错误**
6. 很难分享的事物就不需要分享了。**正确/错误**
7. 如果有人在玩，我可以随时请求加入。**正确/错误**
8. 我刻薄，但仍然期待别人喜欢我。**正确/错误**
9. 好朋友尊重他人的东西。**正确/错误**
10. 大多数人都感觉自己是特别的，所以我可以向他们展示，或告诉他们为什么他们对我来说是特别的。**正确/错误**

答案：

1. 错误。作为朋友确实需要友善且尊重他人，但这并不意味着你需要做所有朋友想做的事。
2. 正确。如果你犯了错误，道歉永远是迈出的最佳第一步。
3. 正确。你可以提议另一个你想玩的活动。
4. 正确。人们喜欢告诉别人他们喜欢什么。当你询问他们的时候，就表明你也很感兴趣。
5. 正确。微笑永远是表达情感的好方法。
6. 错误。与人分享不是一件容易的事，但在友情中，学着妥协和轮流分享很重要。
7. 正确。有时别的小朋友可能并不知道你想要和他们玩，所以直接去问就好。
8. 错误。他人不会因为你刻薄而感激你，他们还是想要和善良、有礼貌的人在一起。
9. 正确。想要获取小伙伴的信任，表达尊重和爱惜他人物品是很重要的。
10. 正确。向别人展示或表达出为什么他们很特别，可能会让他们每个人都开心哦！

活动 4

3个正确，1个错误

与人倾诉和交流内心感受并不容易，而且有时我们并不清楚自己的感受，也不知道该如何表达，甚至不愿意去谈论它。芬恩今年9岁，每当妈妈问她为什么心烦或焦虑时，她都会感到有压力和不安。下面的这个活动可以帮助她运用轻松有趣的方式来表达自己！

需要准备的：

- 关于自身感受的3个真实情况。
- 关于自身感受的1个虚假情况。

准备3个真实故事。以芬恩为例：

1. 今天科学课没有人主动找我做搭档，我感到很难过。
2. 明天要去迪士尼乐园，我超级兴奋。
3. 看到小丑时，我就会变得非常焦虑。

接下来请准备你的虚假情况。这是一个有趣的活动，什么都可以编哦！

4. 我不喜欢我的晚饭，所以我把它喂狗了。

然后让你的爸爸妈妈、亲戚朋友猜一猜哪些是真的，哪些是假的。你会惊讶地发现，他们会弄错多少次！但好的一面是，他们也会理解你在真实情况中的感受。这是让别人能更多地了解你的好方法。（也可以请小伙伴一起做这个活动，这样你也能更好地了解他们哦！）

我怎么样了？

做到“三思而后行”是十分重要的，这听起来容易，做起来难。最有效的方式之一就是弄清楚自己身体的感觉，比如，你肩膀的紧绷感可能意味着你产生了愤怒或沮丧的情绪；胃里感觉有蝴蝶在飞表示你很紧张。如果我们可以研究清楚自己身体的感受，就能更好地决定需要什么。

“礼貌”与“强求”

我们来谈一谈“礼貌沟通”和“强求沟通”。你可能没有意识到这是两种完全不同的说话方式。礼貌性交流是礼貌地提出你所需要的东西，强求性沟通是用不尊重或粗鲁的方式告诉别人你需要什么。请圈出下面用黑体标注的陈述是礼貌性的还是强求性的。

妈妈：“杰克，你能把你的盘子放到洗碗池里吗？”

杰克：“不！我不洗碗，别再问我了！”

礼貌/强求

妈妈：“杰克，你能把你的盘子放到洗碗池里吗？”

杰克：“好的，我可以把盘子放在洗碗池里。”

礼貌/强求

西奥和苔丝在地下室玩，西奥一直在玩苔丝想要的玩具。过了一会儿，苔丝转头对西奥说道：

“西奥，现在我可以玩那个玩具了吗？”

礼貌/强求

西奥和苔丝在地下室玩，西奥一直在玩苔丝想要的玩具。过了一会儿，苔丝转头对西奥说道：

“西奥，你占着那个玩具好几个小时了！这对我不公平。现在该轮到我了。把它给我！”

礼貌/强求

亚伦看见一群男孩在玩躲避球，他很想加入，但又不好意思，于是他走过去对大家说：

“你好，我是亚伦。能让我加入你们一起玩躲避球游戏吗？”

礼貌/强求

亚伦看见一群男孩在玩躲避球，他很想加入，但又不好意思，于是他走过去对大家说：

“我很擅长玩躲避球。你们得让我加入，如果不，我就告诉老师。”

礼貌/强求

思考一下哪种交流方式是讨喜的？答案很明显，礼貌交流是更好的说话方式。或许在我们情绪不佳时，会采用强求性的交流方式，但是我们最终会发现，礼貌的交流方式才能达到想要的效果。

暖心的行为

在我12岁的时候，曾经在法语课上被一群男孩嘲笑。当时我觉得尴尬极了，真想挖个洞钻进去，再也不出来！而这一切被一个名叫安迪的金发男孩看到了，后来他找到我，给了我一个拥抱，问我是否还好。那一刻，我感受到自己是被关心着的。这是他人为我做过的最暖心的事情之一，虽然我现在已经长大，但我仍然记得那个人的贴心举动。

能和我分享一下你感受到的被他人关心或帮助的经历吗？

现在想一个你可以让他人感觉暖心的方式吧。

你会读心术吗？

你是否曾期望能够读懂别人的心思？我也是哦！但是，除非你是通灵者，或者有真正读懂别人心思的超能力，否则一定是人们告诉你他们的感受，或他们想让你知道的事情才行哦。所以请记得，为了让别人了解你需要什么或者想要什么，你需要告诉他们哦！

如何表达我的需求？

将下面你认为是最佳表达方式的句子与适合的图片用线连接在一起。

你能帮我完成这个吗？

我可以和你们一起玩吗？

你能再说一遍吗？

谢谢你， 但我不喜欢。

我对于整理自己凌乱的房间毫无头绪。你可以告诉我应该从哪里着手收拾房间吗？

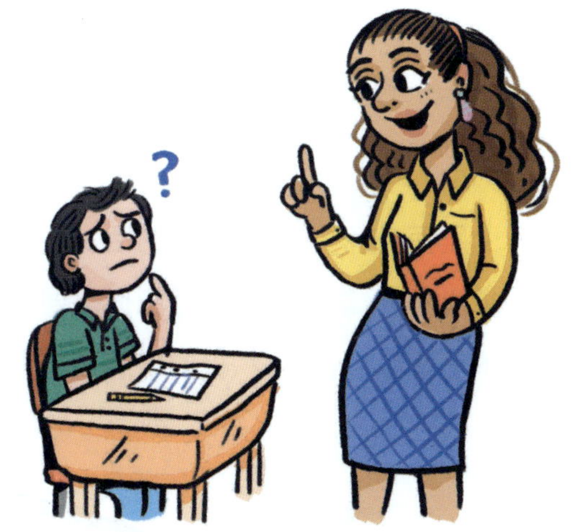

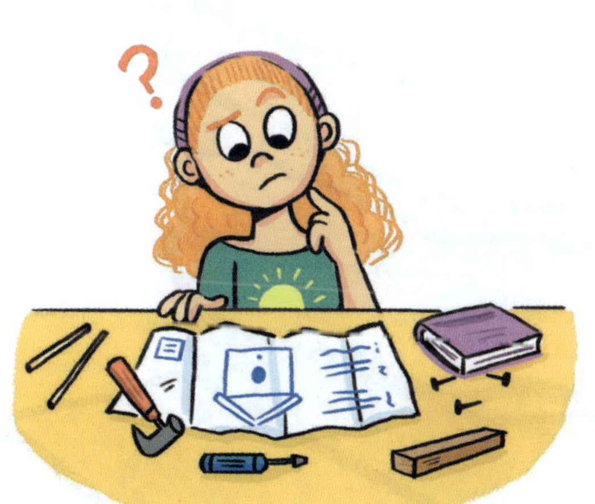

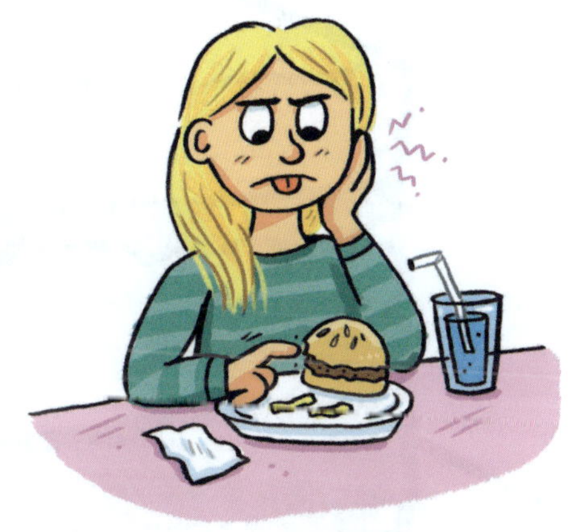

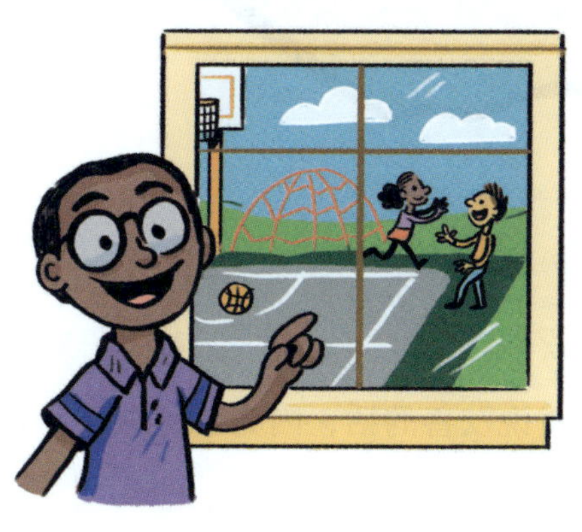

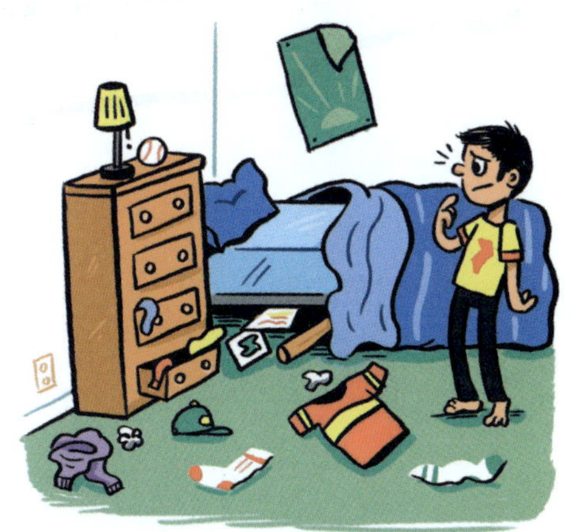

“三明治”法

与人倾诉自己的感受确实不是一件容易的事。和大家分享一个我最喜欢的方法——“三明治”法：从赞美对方开始，然后表达你的感受和你的需求，最后再以肯定或积极的表态做结语。

上层面包片： 说些好听的话。

夹心层： 表达你的感受和你需要什么。

下层面包片： 用积极的表态做结语。

你很聪明！
我觉得自己被人议论了，
我想和你聊聊。
我很重视你的意见！

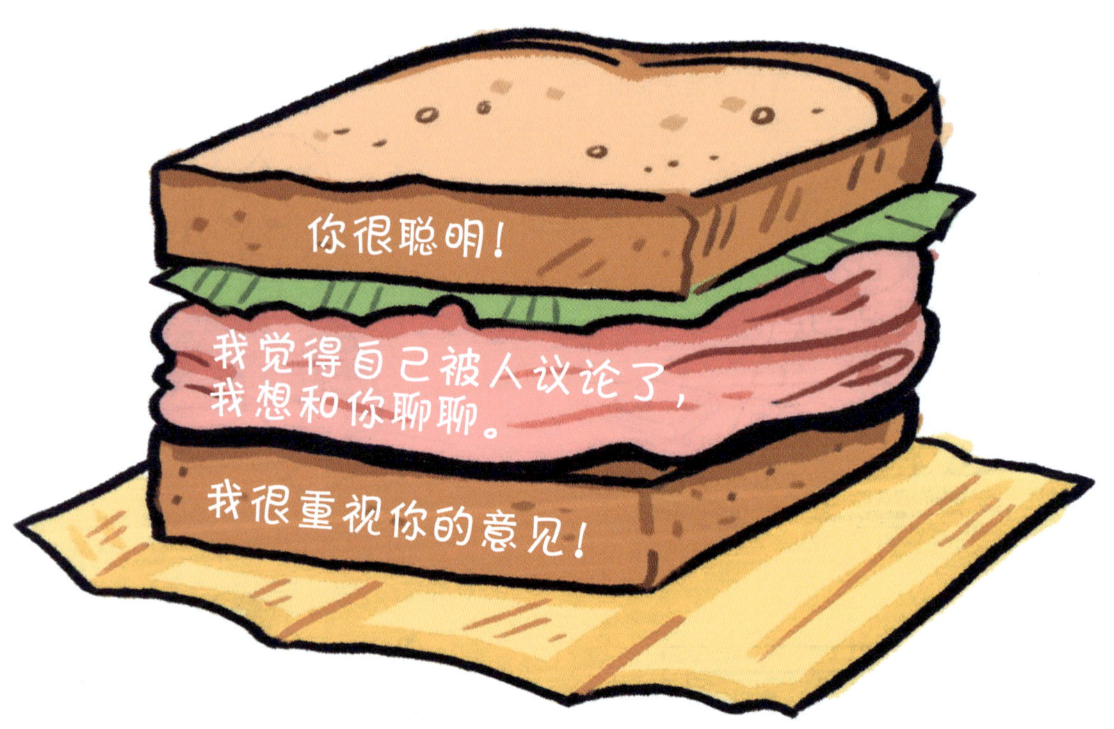

以下是康纳小朋友的例子：

“埃拉，我非常高兴我们在同一支足球队，我喜欢你。但是当你说大家都不喜欢我的时候，我很伤心，这伤害了我的感情。我希望你能对我说友善的话，因为我还想和你做好朋友。”

“助人为乐”挑战

每天在学校帮助一个小伙伴，坚持一个星期。记录下他们的反应和你的感受，等到周末，回看成果。我觉得这将是让双方都开心的做法！

同情心和同理心

同情心是对别人感到怜悯和悲伤的心理。

同理心是更进一步的心理——把自己放在别人的处境中，想象他们的感受！

你做到了！

当你了解了同理心，也就学会了为他人着想的技能，这是一种值得拥有的美好而重要的品质。只需要一些练习，每个人都可以熟练地掌握它。

如果拥有同理心，你会让他人感到自己是被关心和欣赏的。在这一章中，你学习了：

- 为什么理解和重视他人的感受很重要
- 如何通过了解小伙伴们更多的感受和情绪来让你们成为更好的朋友
- 怎样才能成为一个更好的朋友呢
- 如何用礼貌而不是强求的方式表达自己的需求
- 如何用“三明治”法表达你需要什么（第96页）

本章学到的方法将帮助你与小伙伴建立牢固的友谊。学得不错哦！

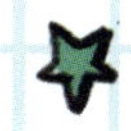
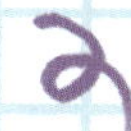
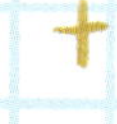

画画休息时间到啦！

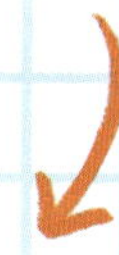

正在学习大量新技能的你或许觉得提高自己很有趣，但短时间学得太多也会疲惫。在下一章节活动开始前，花几分钟时间在这一页自由地画画或写字吧！

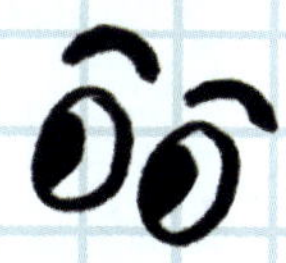
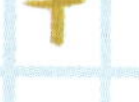

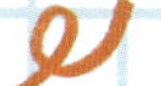

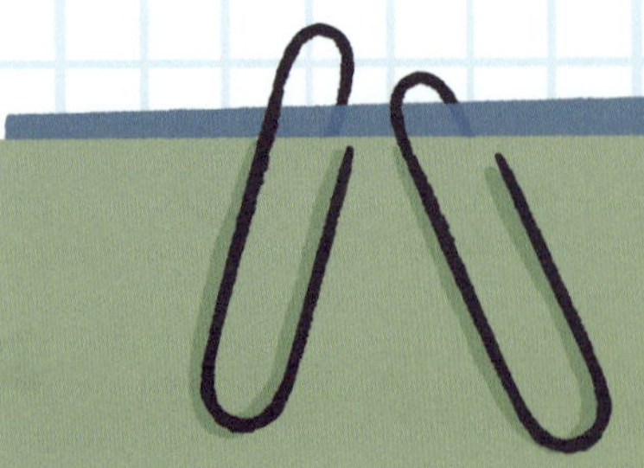

第八章

关于制定规划：家庭作业、项目和长远计划

家庭作业、项目、长期计划。没错！这些会让你脑袋发胀，对吧？不用担心，制定计划的小窍门就在这里！本章中，我们将研究控制你的家庭作业、项目和长期计划的最有效方式。你会了解到应该如何安排和管理时间，避免让事情压得你喘不过气来。我们准备了图表和迷宫游戏来帮助你从不同的角度看问题。你会更好地理解和运用优先事项法则，并找出需要立即完成的事情。现在开始，全部告诉你哦！

我是什么类型的学习者？

你知道自己是什么类型的学习者吗？现在我们来测试一下，看看你是听觉型、视觉型，还是感觉型学习者？当清楚自己是哪种类型的学习者后，就清楚自己需要做些什么，从而在学校取得好成绩。

听觉型学习者

- ❑ 当老师大声讲课时你是否更容易专注且理解课堂内容？
- ❑ 你的听写能力很强吗？
- ❑ 你可以很准确地预估家庭作业或者任务完成所需的时间吗？

视觉型学习者

- ❑ 你可以记住图片中的事物吗？
- ❑ 你能通过演示更好地掌握所学的知识吗？
- ❑ 大家会说你的想象力丰富吗？

感觉型学习者

- ❑ 你是否觉得利用触摸或移动物体的方式可以更有效地学习？
- ❑ 你能注意到外面的声音、光等事物吗？
- ❑ 你是否有时会忘记时间的存在？

或许你是以上这些学习者特质的组合，但一定会有一个偏向的类型。

如果你是听觉型学习者，通过声音获取内容中的知识对你是有效的，因此，尽可能多地通过听的方式做事情。

如果你是视觉型学习者，你可以通过书面或者演示的内容来获取知识，画画和涂鸦也是帮助你获取知识的有效途径哦。

如果你是感觉型学习者，就请通过移动、触摸以及活动练习的方式来学习吧。

每周作业表

我知道这听起来可能不是太有趣，但它可以帮助你记住作业内容哦。想想老师表扬你时会有什么感觉，是不是很开心呢！现在我来和你分享一个例子：12岁的艾伦正在和自己薄弱的计划安排能力做斗争，因为他总是会忘记每件事的截止日期，于是我和他一起做了一个周作业表来帮助他步入正轨。

你可以把下面的空白表格每周复印一次。方法很简单：每个星期一，填写这周的家庭作业日期，并写下每天应交的作业。下面有我做的一个范例参考，你可以使用第二张表来填写每周计划。

	星期一 日期：	星期二 日期：	星期三 日期：	星期四 日期：	星期五 日期：
社会学	阅读第3章				
数学		完成第 40～55题			
写作			写2段故事 的内容		
科学					科学展
听写				复习 考试内容	
阅读					
其他			午餐费		

	星期一 日期：	星期二 日期：	星期三 日期：	星期四 日期：	星期五 日期：
社会学					
数学					
写作					
科学					
听写					
阅读					
其他					

“石头”优先级法

艾丽是一个10岁的女孩，她被一堆事情压得喘不过气来。因为她有时很难分辨轻重缓急，不知该先做什么（甚至根本不知道应该做什么！）。于是，我和她一起编了一个故事：

艾莉在森林里散步时发现了三块石头。第一块石头特别重，就像巨石，她使了很大劲，勉强能举起来。然后她发现了第二块像砖头般大的石头，没有巨石那么重，她可以把它举起来，但也需要费点劲。最后，她发现了一块鹅卵石，非常轻，能够轻松携带。

然后，我让艾莉把在学校里要做的事情想象成“石头”。

最重要的是，她必须要重视她的“巨石”。它们应该是课题研究以及考试，这些非常重要的事情就像“巨石”一样压在她的肩膀上，一旦完成，她会觉得轻松无比。

“次要的就是砖头般大的石头。它也重要，但可能没有巨石那么重要。”比如完成家庭作业或课外阅读。这些任务可能需要优先完成，但不会花太多的时间。

最后，“鹅卵石是最不重要的”。比如，取得额外学分，不用立即完成的任务，以及其他轻松简单的事情。

想一想你在学校里的“巨石”“砖头”和“鹅卵石”，在下一页中，将任务连接到合适的石头上，可以帮助你了解在学校里哪些是你最需要重视的优先事项。

请求帮助或独立完成（都可以哦！）

独立完成任务的感觉很棒，但可能也会有需要别人帮助的时候。没关系哦！你可以决定选择哪一种。你先试着自己完成，如果觉得需要帮助，可以提出请求哦。

科学考试

额外加分阅读

数学作业

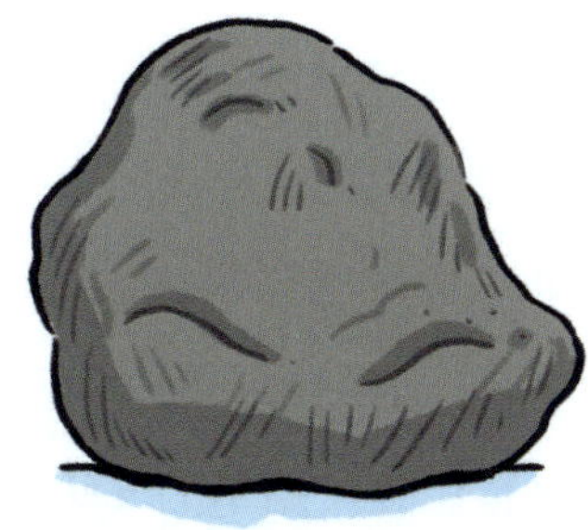

拼字比赛

社会学模型课题研究

历史考试

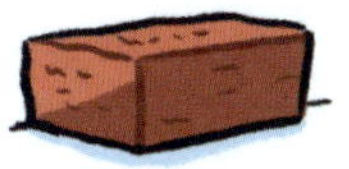

有趣的课外章节阅读

读书报告

3道数学题

语法表

想象一下

完成一个项目最好的方法之一就是先想象一下。也就是说，在事情发生之前，你要想象自己真实地在做那件事。如果你对参加学校演出感到紧张，就想象一下自己站在舞台上的样子，你会穿什么衣服？把自己置身于要演的角色之中，感觉准备充足，说出你的台词。我希望你能听到观众的欢呼声，看到自己充满自信，微笑面对。

如果对考试感到紧张，你也可以这样做。想象自己在考场里，那个房间是什么样子的？你坐在谁的旁边？触摸你面前的桌子，感觉如何？想象自己准备充分，已经完全掌握了学习材料。想象铅笔的气味和纸张的触感。看到自己写下的答案。我要你看着自己轻松地通过考试，你会感觉很放松且愉快，真实地感受到自己通过了考试！

现在，设想一个你认为有压力且恐惧的目标，以及你希望实现的积极结果。在下框中画出一个积极结果，一定要有彩旗、烟火、粉丝欢呼声，尽力发挥想象哦！

三步规划

你是不是觉得自己不会做计划？如果是，我想让你知道你不是一个人哦。计划对于很多人包括成年人来说都很难。患有多动症的孩子在制定计划或目标时会觉得特别困难，而在完成这个计划或目标时可能会觉得难上加难！我要做的就是帮助你把这件事情简单化，让你轻松完成计划。这只需要3个步骤哦：

第一步：**提出一个想法、目标或计划。**例如，艾力克斯的目标是“我想要取得更好的成绩”。

第二步：**把这个目标分成一个个小目标。**比如，艾力克斯为取得更好的成绩而提出的小目标有：更有规律地学习；获得更多的睡眠；如果我有需要，就去寻求帮助；不要等到最后一刻才去做课题研究。

第三步：**把这些小目标分解成更细化的小小目标。**比如，艾力克斯的小小目标是：每天留出一个特定的时间学习；提前30分钟上床睡觉；列出可以寻求帮助的人的名单；做一个月历，确定课题研究的截止日期；每天花30分钟做课题研究。

重点就是这些小变化，它们会让一切变得不同，因为它们会准确地指引你要做什么才能实现你的目标！现在，你可以想一个要达成的目标吗？尝试对它做一个分解：

1. 你的目标：--

----

2. 把它分解成小目标：

（1）--

（2）--

（3）--

3. 把这些小目标分解成更细化的小小目标：

（1）--

（2）--

（3）--

做得非常棒哦！

障碍迷宫

当有一个明确的路径时，我们就可以非常轻松地到达想去的地方。但有时前进道路上的障碍会让我们觉得困难。无论你面对的是小障碍还是大障碍，让创造力带你到达想去的地方吧！挑战这个障碍迷宫，在穿越的过程中，请为你碰到的每一个障碍写一个解决方法。

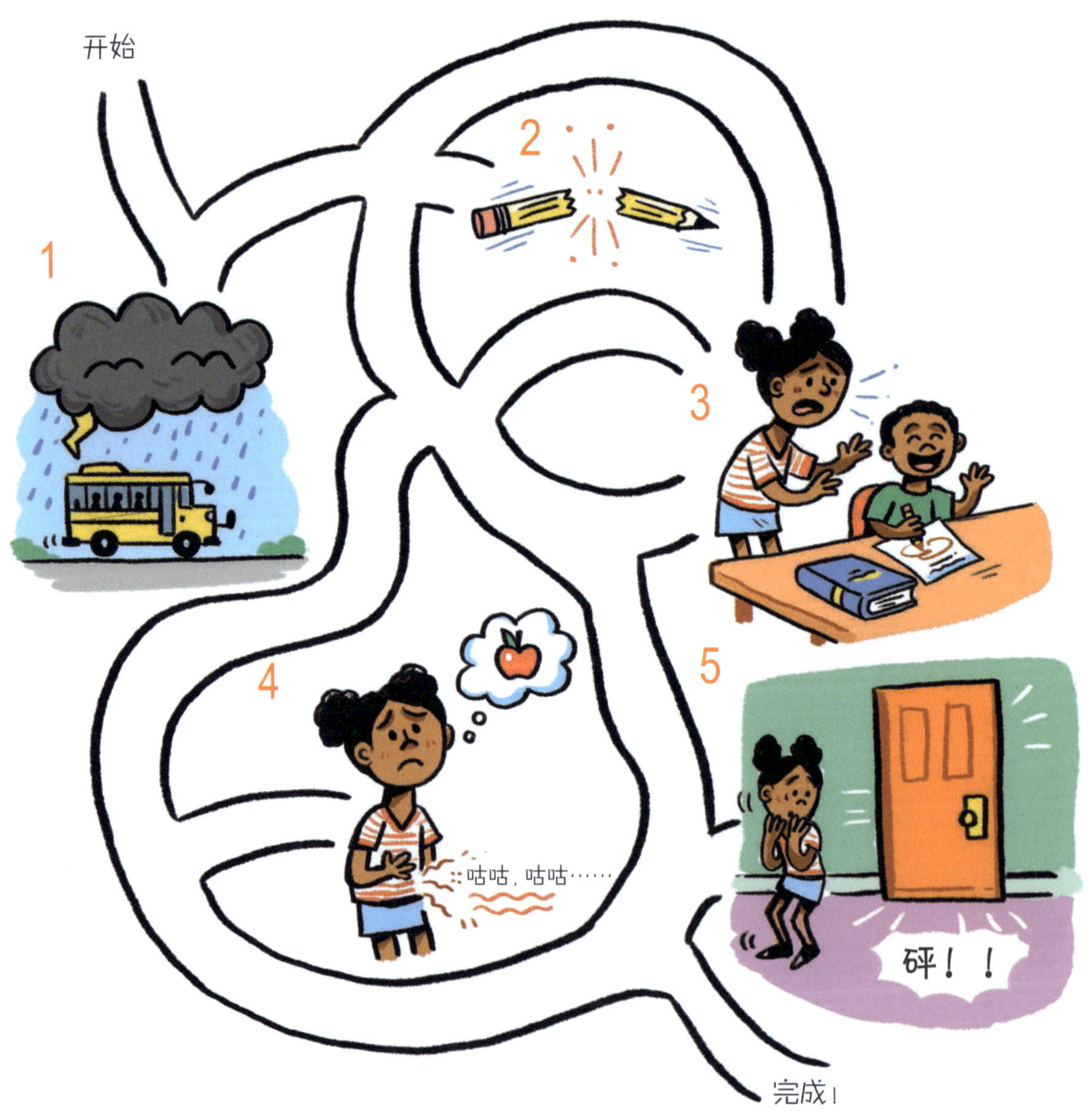

方法1

方法2

方法3

方法4

方法5

填字游戏

尽管这是一个娱乐游戏，但它可以锻炼我们的大脑，让我们变得更聪明。看看你是否能完成这个有趣的填字游戏，来提示你可以使用这些方法让自己更有条理地做事。

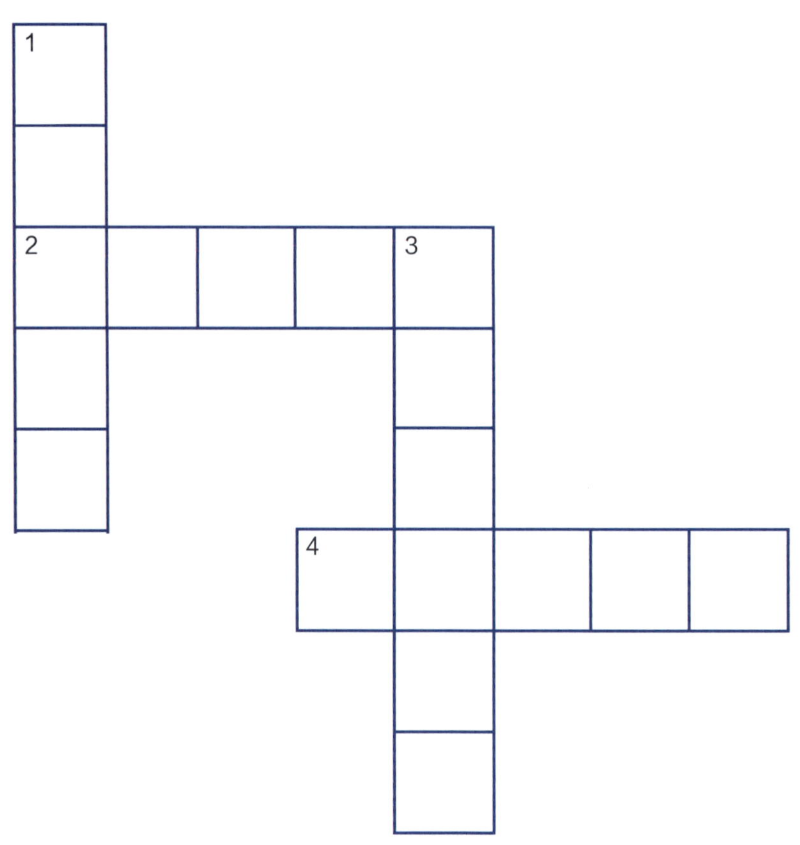

提示：

纵向：

1. 为它设定小计划，避免自己一团乱。

3. 如果我有一个可视图表，它可以帮我唤起_____________。

横向：

2. 我可以设置它来提醒自己需要做的事情。

4. 写下要做的事并把它贴在镜子上是一种很棒的提醒方式。

答案：

1. Goals 目标
2. Alarm 闹钟提醒
3. Memory 记忆
4. Notes 便签

小目标

俗话说：“大象怎么吃？一口一口地吃完它。”当然，不是真的让你吃大象哦！这句话可以理解为，对于一个非常大的项目，如果你把它分解成小的、可控的步骤来做，就有可能完成。比如，你有一篇3页长的论文要在3周内提交（你很担心不能完成），可以尝试分解它：第一周，确定论文主题并完成两段内容，这让你在第一周的时间也做了些许工作；第二周，把完成一整页作为目标；最后一周，把完成最后一页作为你的目标。这样一次只专注于一个小目标，就不会让你觉得难以应对。

月历

使用月历是非常有效的哦，它能让你对“全局”有所了解和把控。你可以在网上搜索“月历”，找到后把它打印出来。然后开始制定计划，标记要完成任务的截止日期，然后从这个日期开始制定小目标。

你是最闪亮的星！

到目前为止，你已经做得非常棒了！值得嘉奖！我最喜欢的奖励制度就是星级评价方法。你可以简单地裁剪星星，也可以自己制作贴纸，自选颜色贴在下面这张表上。每当做的事得到了爸爸妈妈的认可，就贴一颗星星，集齐五颗星之后，就是奖励时间啦！

非常棒！	好极了！	干得好！	为你骄傲！	恭喜啦！

你做到了！

通过努力学习，相信你能比之前更好地完成家庭作业以及课题研究。在本章，你学会了：

- 通过哪种方式可以达到最好的学习效果——听觉、视觉、感觉，你是哪种类型的学习者
- 如何制作每周作业表，以有序、有组织的方式开始一周的生活
- 如何运用“石头”优先级法，将任务视为3种不同类型的石头来确定优先级，你了解了“巨石”是最重要的，完成它你会感到如释重负。“砖块石头”的重要性排在第二位，而“鹅卵石”是你优先事项的最后一个选择
- 如何将目标形象化，并感受它们实现的样子
- 如何用3个简单的步骤来规划一个目标，再把这个目标分解成小目标

除此之外，你学习了让自己具有创造力和克服困难的活动，你通过了我的障碍迷宫，同时，你为每个障碍准备了解决方案。最后，你还学习了与规律生活的提醒工具相关的填字游戏。有没有感觉到自己的小宇宙要爆发了！

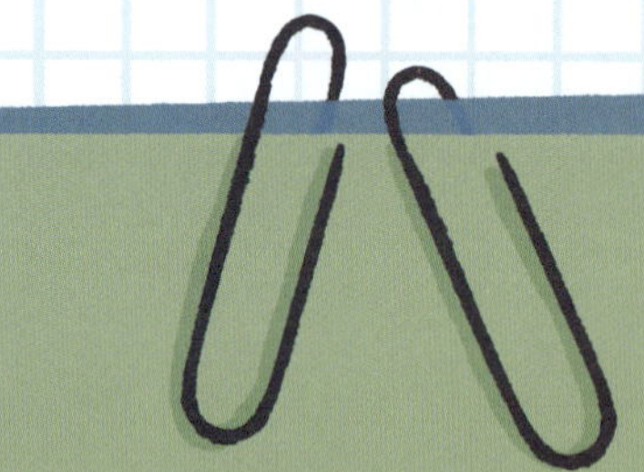

第九章

我准备好了！

这本书里的任务并不容易，但你猜怎么着？你完成了！你找到了诱因和预防措施；你学会了保持专注、倾听、自我控制、抑制冲动以及做正确决定的技巧；学习了制作日常计划来达到事半功倍的效果；学习了完成作业的新方法；甚至还学会了与人沟通、建立友谊以及自信地表达自己。

现在，我们再做最后一点点的活动，把之前学过的知识学以致用、巩固强化。我们已经快成功了哦！做得不错！

我的美好未来

成功到底是什么？是学校的三好学生？成为一名医生、警察或者杂技演员？善待朋友？广交朋友？还是更有礼貌？在本书的开头，你画了自画像，现在，在学习了这么多活动之后，我想让你再画一次自己。这一次，用你学过的所有新技能来画自己。你是什么样的人？为什么会成功？未来会怎样？

给未来自己的一封信

大约4年前，我参加了一个成年人的住宿夏令营。其中让我们做的一件事就是，给自己写一封信，并把它放在写有自己地址的信封里，1年后，我们会收到那封信。我永远不会忘记打开信的那一天，因为我意识到自己发生了多大改变。

我希望你也这样做。给自己写一封信——谈谈你的目标、梦想、恐惧、友谊、希望等等所有这些！然后盖上印章，贴上邮票，交给你的父母或者你信任的老师。请他们在1年后将它寄给你。你会因为发现自己的变化而大吃一惊！

日期：

亲爱的　　　　　　，

爱你的，

通往成功的阶梯

你未来的梦想是什么？成为一名兽医、画家、老师，还是工程师？

首先，把梦想写到梯子的最顶层。然后，在通向目标的每个阶梯上，写下你能够做到的每一个小目标。它可以是完成高中学业，在某一科目上加倍努力学习，或者任何你认为可以帮助你实现目标的事情。你只要确定，现在制定的小目标能够帮你实现梦想。你一定可以成功哦！

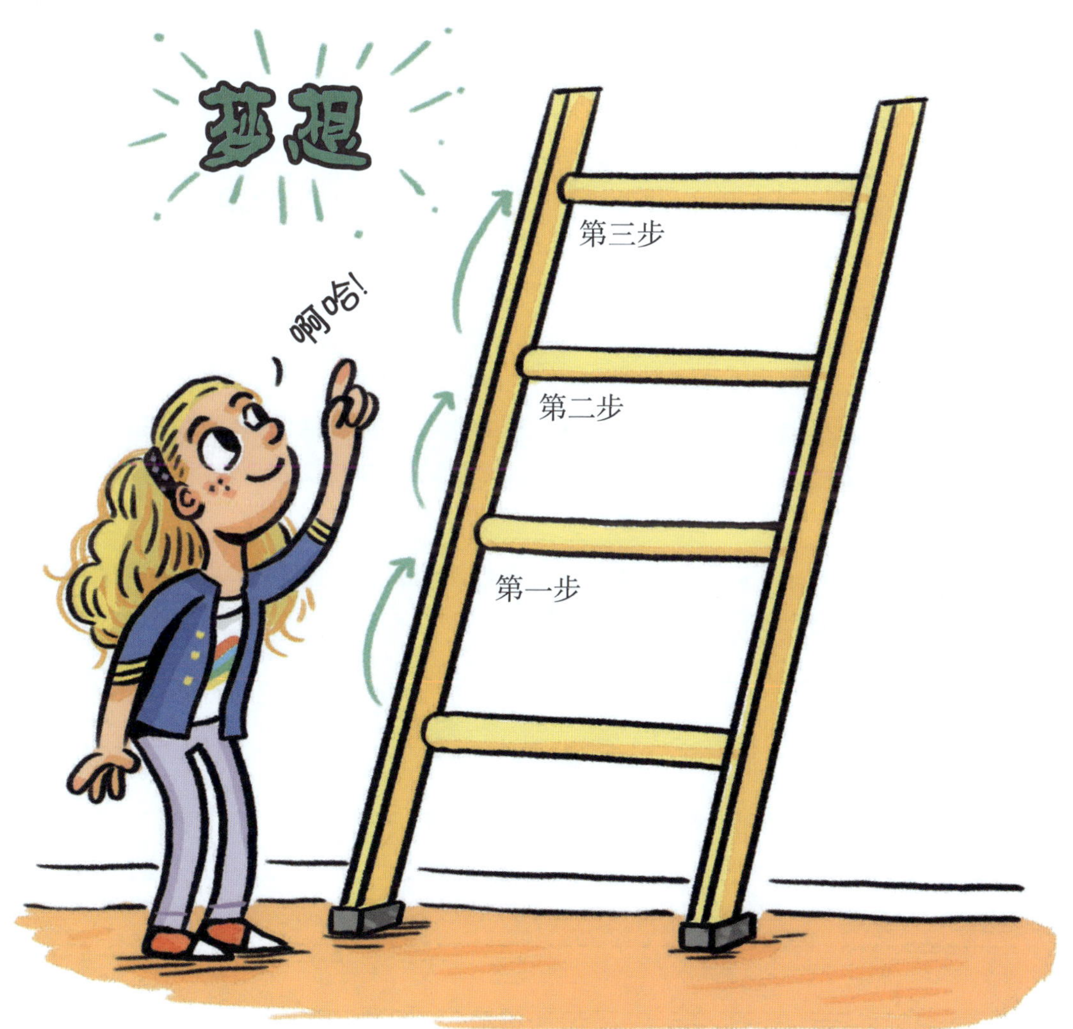

成功的秘方

我的祖母曾经做过一种非常美味的果冻饼干，她用了差不多7种配料进行烹饪。我在想，如果去掉这7种配料，饼干一定不会这么好吃。你需要配齐所有的配料才能达到最佳的口感。

让我们打造你的成功秘方吧！成功需要的因素有许多，所以我们要把它们都考虑进去！下面是一个示例，你的秘方里可能需要不同配料，所以你要来决定需要什么！

成功的秘方

“3杯”努力
“1杯”创造力
“1汤匙”想法
“3/4 杯”想象力
“1磅”领导能力
“1磅”团队合作
“2茶匙”善良
“1杯”艺术能力

我的成功秘方

“1/4杯”____________________

“3汤匙”____________________

“1杯”____________________

跨越障碍

在通往成功的道路上，无论是谁都会遇到障碍，这是非常正常的。生活不是一条笔直简单的道路。我们度过困难时期的最好办法，就是找到克服困难的方法。

让我们学习跨越障碍。找出下列障碍项中合适的解决方案，用线连接起来。

障碍	解决方案
很难集中注意力	认识到失败乃成功之母，然后再接再厉
有人给我说了一些消极的事情	向朋友求助
任务失败	短暂休息一下
感觉孤独	深呼吸，想象成功的情景
为考试焦虑	和正能量的人在一起

标记好内容！

本书中，你最爱的活动是哪一个？哪一个特别的点让你印象深刻？是做过的某个练习，还是我说的某些内容？如果可以，请返回标记或者贴一个便签，方便随时翻阅。

活动 6

继续比赛！

不要局限于本书的活动哦！在家里玩一些游戏也可以帮助你提高技能。比如通过以下这些有趣的游戏，可以来帮助你强化和巩固在本书中学到的所有东西。

- 拼字游戏：帮助你有组织、有规律地做计划
- 转椅子游戏：帮助你学会倾听、提高专注力
- 苹果派对：帮助你了解他人
- 看图猜词：培养时间管理能力和创造能力
- “冰棍化了”游戏：提高专注力
- UNO游戏：有助于锻炼计划能力和组织能力
- 叠叠高：锻炼计划能力和自控力
- 国际象棋：锻炼记忆力和计划能力
- 棋盘问答：锻炼毅力
- 九宫格游戏：锻炼记忆力和计划能力
- 西蒙说：有助于你学会倾听，培养计划能力

以上类型的游戏也可以帮助你锻炼团队合作能力，培养同理心；在你失败时，锻炼你受挫和管理愤怒的能力。越多参与这种类型游戏的人，越有可能在相关方面得到提高。它们是能够帮助我们更好地生活和取得成功的有效工具哦。

你还能想到其他游戏吗？

受到激励

有没有一个能够激励你或者令你赞叹不已的人？请将那个可以激励自己、对自己产生深远影响的人贴在墙上，以此来激励自己成为非常优秀的人。同时想一想，是什么让他变得卓越非凡。如果这个人就在你身边（如爸爸妈妈、老师等），可以问问他们是如何取得成功的。我们总能从能够激励我们的人身上学到东西。

你做到了！

现在， 带着你的技能翱翔吧！

我要感谢你为完成本书中的活动练习和阅读过程所付出的努力。我知道，不论是在学校还是在家中，你都非常努力地提高自己，学习运用更恰当的方式与他人交流沟通。在这一章中，我们学习了在未来也能规律生活的技巧。事实上，我们通过一系列活动使你对未来取得成功充满期待，比如，我的美好未来（第115页）、给未来自己的一封信（第116页）、通往成功的阶梯（第117页）以及跨越障碍（第119页）。你可以使用这本书中的活动（记下你最爱的一款），也可以在“继续比赛”中获得灵感（第120页）！继续强化你所有的技能哦。

我认为患有多动症的孩子非常棒，你们给了我一个极好的机会，让我和可爱的人一起工作。请一定记得自己有多么特别，你一定可以取得非凡成就，因为你拥有独一无二的天赋。也请记得，在你需要学习任何相关方面知识的时候，可以随时回来翻看这本书。你是最棒的，我知道你一定能够取得成功！

致 谢

作为一名临床医生，我的第一个孩子被诊断出患有注意力缺陷多动障碍（Attention Deficit Hyperactivity Disorder, ADHD），而在此之前我并没有过多地去关注这个病。之后，我有了第二个孩子，他也被确诊了。自此，多动症与我有了非常深的联系。上天注定我要抚养2个患有多动症的孩子，对此我深信不疑。而他们都是我最伟大的老师。

如果没有我杰出的丈夫——大卫的帮助和支持，我不可能完成这本书，也不会有这么可爱的2个孩子。你是我的灵魂伴侣，我的爱人，是我遇到的最迷人的人：我爱你，谢谢你的支持。

我的父母，我崇拜的人，感谢你们允许我做自己，即使有点不传统。妈妈，谢谢你的鼓励，你一直坚信我很勇敢，也是您的一番话帮助我克服了难关。爸爸，谢谢你教会我如何写作和编辑文字，也谢谢你一直相信我的才能和天赋。你们是我的榜样，我爱你们。

苏茜·拉尼什——世界上最厉害的阿姨，没有你我不可能创作出这本书。感谢你用如此有创造性的方式教给我的孩子们那么多有价值的东西，了解并理解他们本来的模样，并且拥有着比我想象中还要多的耐心。

感谢我的经纪人——琳达·康纳，9年前，她找到我并相信我。期间你从未放弃，我很幸运。

谢谢伊丽莎白·卡斯托里亚，是你给了我这个机会，让我踏上这段旅程。我的编辑——梅丽莎·瓦伦丁，非常感谢你的帮助。帕蒂·康索拉齐奥——言语无法表达我的感激之情。你做了我梦想的事——策划编辑。我喜欢你的每一个建议，你让这本书变得更加有趣。感谢你的鼎力相助，我会永远记得。最后，感谢卡里斯托出版社每一位为这本书付出和努力过的工作人员，是你们尽心尽力、不放过每一个细节的态度让这本书成为最好的作品！我会永远感激你们的帮助。

感谢我的头号良师益友，我亲爱的朋友，我最厉害的电台主持搭档——黛布拉·曼德尔博士，我们之间的合作经历对我来说非常宝贵，我相信你一定能成为一个优秀的治疗师。你有着非常强的洞察力。谢谢你为我做的一切。

亲爱的黛布拉·博瑞斯博士，感谢你让我变成一个更强、更全面的治疗师。你是我认识的最优秀的医生之一，也是我难得的挚友。

托马斯·布朗博士，您一直是这个领域的精神领袖和先驱。谢谢你的帮助。

洛杉矶儿童医院的拉里·殷博士，谢谢你，感谢你对我孩子的支持和建议。你是我认识的最好的医生之一，也是最善良的医生之一。

内奥米·鲁宾斯坦，你是在最初真正给予我帮助的人，也是目前为止，我认识的人当中知识最渊博的。感谢你让我开启了新征程。

莫斯，如何才能显得不那么疯狂，毕竟我要在这本书里告诉大家，你是我的第一个“孩子”啦。你是在我们最疯最闹的时候最乖巧可爱的人。呃，不对，是狗。你是我的灵魂伴侣。

所有多动症孩子的爸爸妈妈们，很荣幸你们在这段经历中信任我。谢谢你们愿意将孩子托付给我照顾。你们并不孤单，你们已经完全挺过了艰难的日子，并坚持继续前行。我会与你们一直在一起。